オーストラリアにおける水道水フロリデーション

―公共政策としての推奨声明と科学的根拠―

NPO法人 日本フッ化物むし歯予防協会　編

一般財団法人 口腔保健協会

出版にあたって

　本書は，オーストラリアにおける水道水フロリデーションに関する政府の推奨声明ならびに科学的根拠を翻訳したもので，フロリデーション60周年記念を祝した米国歯科医師会発行の日本語版「フロリデーション・ファクツ2005　—正しい科学に基づく水道水フッ化物濃度調整—」（NPO法人日本むし歯予防フッ素推進会議編，口腔保健協会発行）の姉妹編として出版されることとなりました．

　2018年1月末に，NPO法人日本フッ化物むし歯予防協会の役員会と研修会の帰途に，監訳者らが鶴見駅前にある喫茶店の2階で，フロリデーション談義の最中にオーストラリアにターゲットを絞った情報発信をしようとの話題が持ち上がり，若手の研究者を中心に翻訳作業を開始して本書の発行に至りました．

　第Ⅰ章と第Ⅱ章では，2017年にオーストラリアの国立保健医学研究会議が発表した，水道水フロリデーションとヒトの健康に関する公式声明ならびに46のQ&Aを掲載しました．第Ⅲ章は，特にフッ化物の影響を受けやすい時期である0～8歳児を対象とした，フッ化物適正摂取量（目安量）と許容上限摂取量に関する基準の2017年改定版です．第Ⅳ章の水道水フロリデーション 質問と回答は，オーストラリア・ヴィクトリア州政府編，「Water Fluoridation : question and answers (2009)」の翻訳版です．2011年に日本大学松戸歯学部で開催された第60回日本口腔衛生学会総会（テーマ：健康社会とフロリデーション）で，特別講演マイケル・フォーリー先生の「水道水フロリデーション展開のためにいかに戦うか　—クイーンズランド州での経験をふまえて—」にあわせて提供された資料です．今回も，マイケル先生には本書の序文執筆を快く引き受けていただきました．

　今までにも，日本国内でオーストラリアにおける水道水フロリデーションに関して紹介された実績があります．1997年，長崎市で開催された第21回むし歯予防全国大会（日本むし歯予防フッ素推進会議主催，長崎県子供の歯を守る会主管）の際に，アデレード大学歯学部社会予防歯科学講座ジョン・スペンサー教授が，「オーストラリアにおける水道水フロリデーションによるう蝕予防」と題して講演されました．また，2009年，東京医科歯科大学に招聘されたクライブ・ライト先生（当時，ニューサウスウェールズ州主任歯科医官）は，「オーストラリアにおける水道水フロリデーション成功物語」と題する講演をされ，フロリデーションを"口腔のポピュレーションヘルス戦略"と位置づけ，政府の役割を強調し，ニューサウスウェールズでの事例から，"Top down" & "Bottom up"アプローチの重要性について話されています．

　オーストラリアの国土は日本の約20倍と広大で，人口約2,500万人の約7割は東海岸の都市部で暮らしており，当該地域の大都市では水道水フロリデーションが実施されています．わが国は，オーストラリアにおけるフロリデーションの取り組みに学ぶことも多いと思います．本書が日本における水道水フロリデーションの導入に向けての一冊となれば幸いです．

2019年1月

監訳者一同

翻訳本に寄せて

　20世紀前半，米国の幾つかの小規模な地域では，住民達が異なる程度の歯のフッ素症の一方，低いう蝕有病状況にあることを，歯科医師と疫学者達は認知していました．そして，その原因が飲料水中に存在する高濃度フッ化物であることが判明したのは1931年のことです．その後の疫学調査によって，米国内の町や市で飲料水中フッ化物濃度の異なることが見い出され，さらにその濃度が約1ppmであるとそこに住む子ども達には問題となる歯のフッ素症を生じさせずにう蝕が有意に抑制されている，という疫学的事実が明らかにされました．1945年，ついに世界で初めての水道水フッ化物濃度調整（水道水フロリデーション）がグランド・ラピッズ市（ミシガン州）において導入され，間もなく米国とカナダの他地区が続きました．その後数年のうちに，それらフロリデーション導入地域における小児う蝕有病率の改善が確認され，本法は米国における保健権威機関の推奨事業となっていきました．

　20世紀後半，米国内で水道水フロリデーションは広く導入され，オーストラリアの他多くの国々に普及していきました．また相乗効果を得る方法としてフッ化物配合歯磨剤が，代用方法としてはフッ化物添加食塩など，種々の方法が考案されてきました．最近の研究から，フッ化物の恩恵は小児に限定されたものでなく，すべての年齢層で生涯を通して得られることが分かってきています．う蝕の予防は，疼痛，不快，また学校や職場を欠席・欠勤する機会を減少させ，健康的な笑顔で生活の質を高め，歯科治療費の大幅削減をもたらします．1999年米国の疾病予防センター（CDC）は，水道水フロリデーションを20世紀における10大公衆衛生偉業のひとつにあげています．

　オーストラリアの国立保健医学研究会議（NHMRC）は，健康に関わる国内の最高権威機関です．過去数十年にわたってNHMRCは，水道水フロリデーションの有効性と安全性に関する多数の系統的文献評価（システマティック・レビュー）を行ってきました．2017年にも再検討が行われ，先行調査と同様，地域住民全体における水道水フロリデーションのう蝕予防効果と安全性の高いことを表明しました．現在，オーストラリアのほぼ90％の国民は，水道水フロリデーションによる歯科的健康，社会的，経済的恩恵を享受し，そしてこの事業は国内のすべての政府（連邦政府，州政府，行政府）から推奨されるに至っています．

　NHMRCは，2017年に行ったレビューと関連文書が，この度日本語に翻訳されることを光栄に思い，健康分野に従事する専門家，研究者および広く国内の地域で活用され，公衆歯科衛生の伸展に寄与することを祈念致します．

Dr. マイケル・フォーリー
オーストラリア歯科医師会・口腔保健委員会副委員長
(Vice-Chairman, Australian Dental Association Oral Health Committee)
クイーンズランド州・研究啓発北メトロ口腔保健サービス機関会長
(Director, Research and Advocacy, Metro North Oral Health Services, Queensland Health)

目　次

出版にあたって

翻訳本に寄せて

Ⅰ　国立保健医学研究会議（NHMRC）からの公式声明 2017 ………………………………… 1

Ⅱ　オーストラリアにおける水道水フロリデーションとヒトの健康：Q＆A ………… 5
　　水道水フロリデーションについて ……………………………………………………… 7
　　フッ化物と口腔の健康 …………………………………………………………………… 8
　　水道水フロリデーションを支持する科学的根拠 ……………………………………… 11
　　フッ化物と飲料水 ………………………………………………………………………… 14
　　フッ化物と食事 …………………………………………………………………………… 16
　　フッ化物と倫理 …………………………………………………………………………… 18
　　フッ化物と法的規制 ……………………………………………………………………… 19
　　フッ化物と環境 …………………………………………………………………………… 20

Ⅲ　フッ化物（2017 年改定） ……………………………………………………………… 23
　　更新 1.1：フッ化物についての改定（2017） ………………………………………… 23
　　背　景 ……………………………………………………………………………………… 24
　　2017 年の 0 〜 8 歳の基準体重データ ………………………………………………… 25
　　ライフステージと性別ごとの推奨量 …………………………………………………… 25
　　許容上限摂取量−フッ化物 ……………………………………………………………… 26

Ⅳ　水道水フロリデーション　質問と回答 ……………………………………………… 29
　　1．オーストラリアのフロリデーション ……………………………………………… 31
　　2．むし歯 ………………………………………………………………………………… 33
　　3．技術的情報について ………………………………………………………………… 35
　　4．フロリデーションの調査研究 ……………………………………………………… 42
　　5．健康との関連性 ……………………………………………………………………… 46
　　6．フッ化物と環境 ……………………………………………………………………… 54
　　7．世界におけるフッ化物利用 ………………………………………………………… 56
　　8．倫理面 ………………………………………………………………………………… 58
　　9．費　用 ………………………………………………………………………………… 61

追加情報 ……………………………………………………………………………………… 68
推奨機関と団体 ……………………………………………………………………………… 68
翻訳者一覧

I

国立保健医学研究会議（NHMRC）からの公式声明 2017
オーストラリアにおける水道水フロリデーションとヒトの健康

> **国立保健医学研究会議声明**
> 国立保健医学研究会議（NHMRC）は，地域住民全体のむし歯を減少させる安全で効果的かつ倫理的な方法として水道水フロリデーションを強力に推奨します．また，NHMRC はオーストラリアの各州と準州で供給される飲料水のフッ化物濃度の範囲として 0.6 〜 1.1 ppm（mg/L[a]）を支持しています．

水道水フロリデーションの重要性

　水道水フロリデーションは，飲料水中のフッ化物量（イオン濃度）を調整する方法です．水道水フロリデーションがむし歯予防に貢献するという確実な証拠があります．

　むし歯を発症した結果，歯痛，歯の着色や欠損による審美性の悪影響，学校の欠席や仕事の欠勤による時間的な損失，治療費の負担増と，かなり重大な健康問題を来します．

　オーストラリアで実施されているフッ化物濃度の範囲（0.6 〜 1.1 ppm）に調整された水道水が健康に悪影響を及ぼすという信頼できる根拠は何ひとつありません．

　オーストラリアでは，水道水フロリデーションプログラムは，給水地域の全住民のむし歯を予防する安全で効果的かつ倫理的な方法です．フロリデーション水は，主要なフッ化物の摂取源であり，子どもから高齢者まで生涯を通じてすべての人々のむし歯を予防します．さらに，歯科治療を受診することが困難な人やフッ化物利用以外，むし歯予防手段を入手し難い人にも恩恵が行き届きます．

　水道水フロリデーションは，むし歯発生のリスクが高く，むし歯治療や予防のための歯科受診が困難でフロリデーション以外のフッ化物利用を実行し難い低所得層の子ども達に特に恩恵をもたらします．健康な歯を保つには，水道水フロリデーション，砂糖摂取を控えた健康的な食事，良好な口腔清掃，フッ化物配合歯磨剤の適正使用と定期的な歯科受診を組み合わせる必要があります．

オーストラリアにおける水道水フロリデーションの普及状況

　オーストラリアでは，人口の 89％にあたる国民が水道水フロリデーションを利用しています[b]．すべての州と準州で実施されていますが，普及率は地域によって異なります（図1）．

　むし歯を予防するには飲料水中の微量のフッ化物が必要であり，その際には飲食物やフッ化物製剤からのフッ化物の摂取も考慮されています．オーストラリアには，地下水中にむし歯予防に十分な濃度の天然由来のフッ化物を含んでいる地域もあります．

　NHMRC は，各州と準州で供給される飲料水をフッ化物濃度 0.6 〜 1.1 ppm の範囲に調整することを支持します．この濃度の範囲ではむし歯を予防し，一方，審美的に問題のある歯のフッ素症を発生させないことを意図しています．

---

a　mg/L は ppm と同じである．
b　ヴィクトリア州歯科保健サービス（DHSV）2017 から引用した．

オーストラリアの各々の州と準州の保健機関は，飲料水中の適正なフッ化物濃度を 0.6 〜 1.1 ppm の範囲に規定しています．

ボトル水に関しては，オーストラリア・ニュージーランド食品基準規定（Food Standards Code）により，天然由来および人工的に添加する場合には，ボトル水中のフッ化物濃度を 0.6 〜 1.1 ppm の範囲内にするように規定しており，人工的に添加した場合にはその旨をラベルに表示するよう義務付けられています[1]．しかしながら，多くのボトル水はむし歯予防に十分なフッ化物を含んでおらず，ボトル水からのフッ化物をむし歯予防のための主要なフッ化物摂取源とするにはフッ化物量が十分ではないので，注意することが重要です．

水道水フロリデーションを支持する科学的な根拠

水道水フロリデーションがむし歯を減少することを示す科学的根拠は，首尾一貫しています．

この科学的根拠は，NHMRC が実施した，水道水フロリデーションとヒトの健康に関連する最新の科学研究の再検討によるもので，それは Supporting documents（支持文書：3, 4 頁参照）に詳細に報告されています．以下①〜③に，その再検討に関する重要な項目を紹介します．

①むし歯

水道水フロリデーションによるむし歯の減少率は，小児期と青年期で 26 〜 44％，成人期で 27％です．最近のオーストラリアにおける研究では，幼少期からフロリデーション水を飲用すると，成人期におけるむし歯の減少に関連することを明らかにしています．

②歯のフッ素症

歯のフッ素症は，歯の表面に線状あるいは斑状の白濁部位が出現して歯の審美性に影響します．歯の形成期中に，長期間にわたりひとつ以上のフッ化物応用による過剰のフッ化物を摂取することによって発生します．

オーストラリアで認められるほとんどすべての歯のフッ素症は非常に軽度（very mild）か軽度（mild）であり，歯の機能や審美性を損なうものではありません．非常に軽度から軽度の歯のフッ素症は，成人期以降も発生するむし歯への抵抗性を強化しま

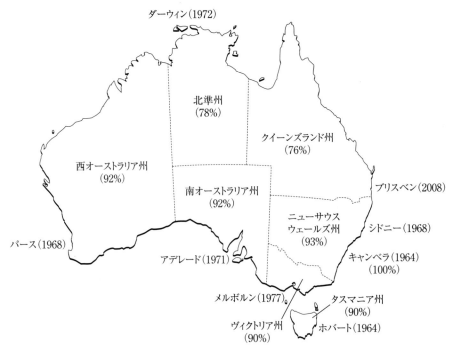

図1　オーストラリアの水道水フロリデーション普及状況（2017 年 2 月）と主要都市におけるフロリデーション開始年

す[2]．中等度と重度の歯のフッ素症の発生はオーストラリアではごく稀です．水道水フロリデーション実施地区と未実施地区に住む8～14歳の小児を対象とした研究では，両地区で中等度から重度の歯のフッ素症の発生率を比較したところ，統計学的な差は認められませんでした．このことは，水道水フロリデーションが中等度や重度の歯のフッ素症の発生に影響を及ぼすという科学的根拠がないことを意味しています．

オーストラリアでは水道水フロリデーションは普及・拡大していますが，それにつれて歯のフッ素症は減少しています．歯のフッ素症の減少は，子ども用の低濃度フッ化物配合歯磨剤の使用と推奨ならびに子ども用フッ化物配合歯磨剤の適正使用に関する国民への周知と指針（例えば，歯磨剤の使用量を小さい豆粒サイズ（a small pea-size）にする，子どもに歯磨剤を飲み込まないように指導する）により，水道水フロリデーション以外からのフッ化物摂取量が減少したためです[3～5]．

③健康への影響

現在オーストラリアで実施されている水道水フロリデーションのフッ化物濃度では，ガン，ダウン症，認知機能不全，知能低下および股関節部骨折との関連性がないという信頼できる科学的根拠が存在します．

さらに，現在オーストラリアで実施されている水道水フロリデーションのフッ化物濃度が，以下のようなヒトの健康状態：慢性腎疾患，腎結石，アテローム性動脈硬化症，高血圧，低体重新生児，総死亡率，筋骨格系疼痛，骨粗鬆症，骨フッ素症，甲状腺異常あるいは胃部不快感や頭痛，不眠等の不定愁訴と関連性があるという信頼できる科学的根拠も何ひとつありません．

水道水フロリデーションに関するNHMRCの役割

NHMRCは，州と準州で一致した標準的な個人衛生および公衆衛生の発展を育成するオーストラリアの指導的専門機関です．オーストラリアの地域に，最善で利用可能な科学的根拠に基づいた健康情報を提供する責任があります．水道水フロリデーションが倫理的に正当化できる主な理由は，地域住民全体に重要な歯科保健的恩恵 ― むし歯減少 ― をもたらすということです．さらに，水道水フロリデーションの恩恵には，感染，歯痛，治療およびむし歯の継発症を減らすことも含まれます．

NHMRCは，1952年から公衆衛生手段として水道水フロリデーションを公的に支持しています．NHMRCは，自治体や水道事業者に，安全で良質な飲料水を定義し，それらの供給を達成する方法，保証する方法に関する権威ある出典となる「オーストラリア飲料水ガイドライン」を出版しています．

水道水フロリデーションと乳児用調製粉乳

オーストラリアで販売されている乳児用調製粉乳製品は，フロリデーション水で調製して乳児に飲ませても安全です．オーストラリアで市販されるすべての乳児用調製粉乳は，オーストラリア・ニュージーランド食品基準規定[6]の成分および安全基準を満たしています．

NHMRCは，出生後約6カ月までは母乳哺育を推奨しています．しかしながら，だれもが母乳哺育をできるとは限りません．人工栄養児や混合栄養児について，NHMRCは1歳までの母乳の代用として，乳児用調製粉乳を使用することを推奨しています．

フッ化物錠剤や補充剤の使用

液剤や錠剤のフッ化物補充剤は，口腔保健専門家の助言があった時のみ使用すべきですが，現在，オーストラリアでは簡単に入手できません．

支持文書

National Health and Medical Research Council (NHMRC). Information Paper - Water Fluoridation: Dental and Other Human Health Outcomes. Report prepared by the Clinical Trials Centre at University of Sydney. Canberra: NHMRC, 2017. <https://www.nhmrc.gov.au/health-topics/health-effects-water-fluoridation>

Jack B, Ayson M, Lewis S, Irving A, Agresta B, Ko H, et al. Health Effects of Water Fluoridation: Evidence Evalua-

tion Report. Report to the National Health and Medical Research Council (NHMRC). Canberra: NHMRC, 2016.
<https://www.nhmrc.gov.au/health-topics/healtheffects-water-fluoridation>

Jack B, Ayson M, Lewis S, Irving A, Agresta B, Ko H, et al. Health Effects of Water Fluoridation: Technical Report. Report to the National Health and Medical Research Council (NHMRC). Canberra: NHMRC, 2016. <https://www.nhmrc.gov.au/health-topics/health-effects-water-fluoridation>

水道水フロリデーションに関する他の有用な情報源

Water Fluoridation and Human Health in Australia: Questions and Answers. Canberra: NHMRC, 2017.
<https://www.nhmrc.gov.au/health-topics/health-effects-water-fluoridation>

National Health and Medical Research Council (NHMRC), National Resource Management Ministerial Council (NRMMC). Australian Drinking Water Guidelines Paper 6 National Water Quality Management Strategy. Canberra: NHMRC and NRMMC, 2011.
<https://www.nhmrc.gov.au/guidelines-publications/eh52>

National Health and Medical Research Council, Australian Government Department of Health and Ageing, New Zealand Ministry of Health. Nutrient Reference Values for Australia and New Zealand. Canberra: NHMRC, 2006 (version 1.1 updated March 2017).
<https://www.nhmrc.gov.au/guidelines-publications/n35-n36-n37>

Do LG, Spencer AJ, eds. Oral Health of Australian Children: The National Child Oral Health Study 2012–14. Adelaide: University of Adelaide Press, 2016.
<https://www.adelaide.edu.au/press/titles/ncohs/ncohs-ebook.pdf>

Royal Society of New Zealand, Health effects of water fluoridation: A review of the scientific evidence. A report on behalf of the Royal Society of New Zealand and the Office of the Prime Minister's Chief Science Advisor, August 2014, available from: www.royalsociety.org.nz

David A. Cornwell, Nancy E. McTigue, and Savannah Hayes. State of the Science: Community Water Fluoridation, Web Report #4641, Water Research Foundation (USA), 2015, available from: www.WaterRF.org

Marie Sutton, Rachel Kiersey, Louise Farragher, Jean Long. health effects of water fluoridation an evidence review 2015, Health Research Board, Ireland, 2015, available from: https://ace-notebook.com/Health-effectsof-water-fluoridation-free-related-pdf.html

文　　献

1) Food Standards Australia New Zealand. Australia New Zealand Food Standards Code - Standard 2.6.2 – Nonalcoholic beverages and brewed soft drinks. 2016 [updated 2016]; Available from: https://www.legislation.gov.au/Details/F2016C00175.

2) Do LG, Spencer AJ, Ha DH. Association between dental caries and fluorosis among South Australian children. Caries Research, 2009; 43:366-373.

3) Spencer AJ, Do LG. Changing risk factors for fluorosis among South Australian children. Community Dentistry and Oral Epidemiology, 2008; 36(3):210-218.

4) Do LG, Spencer AJ. Decline in the prevalence of dental fluorosis among South Australian children. Community Dentistry and Oral Epidemiology. 2007; 35(4):282-291.

5) Australian Research Centre for Population Oral Health. The use of fluorides in Australia: guidelines. Australian Dental Journal. 2006; 51: 195-199.
<https://www.adelaide.edu.au/arcpoh/downloads/publications/journal/2006-spencer-aj.pdf>

6) Food Standards Australia New Zealand (FSANZ). Australia New Zealand Food Standards Code –Standard 2.9.1 – Infant formula products (revised March 2016). Canberra: FSANZ, 13 April 2017.
<http://www.foodstandards.gov.au/code/Pages/default.aspx>

Ⅱ オーストラリアにおける水道水フロリデーションとヒトの健康：Q&A
国立保健医学研究会議（NHMRC）

　以下のQ&Aは，NHMRCが管轄区域の保健部門と協議して開発・作成したものです．NHMRCの公式声明2017：オーストラリアにおける水道水フロリデーションとヒトの健康を支持する有益な情報を提供することを目的にしています．

―――――――――――――――― 目　次 ――――――――――――――――

水道水フロリデーションについて
　1. なぜフロリデーション水を飲用するのですか？
　2. フッ化物とは何ですか？
　3. 水道水フロリデーションとは何ですか？
　4. 誰が水道水フロリデーションの恩恵を受けますか？
　5. 世界の国と地域でどれくらい水道水フロリデーションは実施されていますか？
　6. オーストラリアにおける水道水フロリデーションはどれくらい普及していますか？
　7. 水道水フロリデーションは費用対効果が高い公衆衛生政策ですか？
　8. オーストラリア口腔保健計画の中で水道水フロリデーションが果たす役割は何ですか？

フッ化物と口腔の健康
　9. なぜ口腔の健康は重要ですか？
　10. むし歯とは何ですか？なぜむし歯は問題なのですか？
　11. 飲料水中のフッ化物はどのようにしてむし歯を減らしますか？
　12. フロリデーション水を飲んでいても，フッ化物配合歯磨剤を使ったほうがよいですか？
　13. 歯のフッ素症とは何ですか？
　14. オーストラリアで歯のフッ素症はどのように生じていますか？
　15. フッ化物補充剤を使用してもよいですか？

水道水フロリデーションを支持する科学的根拠
　16. 誰がオーストラリアに関わる科学的根拠の評価を行いますか？
　17. NHMRCは最新版の根拠評価報告書でどのように結論づけていますか？
　18. NHMRCはそれらの根拠の評価に関する質をどのように保証しますか？
　19. 水道水フロリデーションがその地域の健康に影響を及ぼしたかどうかについて，最新の根拠ではどのように説明されていますか？
　　A．ガン
　　B．認知機能と知能
　　C．腎臓の健康

        D．筋肉と骨格の健康
        E．甲状腺の健康
　20．水道水フロリデーションは世界中の健康科学の権威機関などから支持されていますか？
　21．水道水フロリデーションに関する科学的根拠は各国で評価され，その評価はどのように結論づけされていますか？
　22．NHMRCは水道水フロリデーションとヒトの健康についての新しい根拠を，どのようにして更新するのでしょうか？

フッ化物と飲料水
　23．飲料水に加えられるフッ化物はどのようなものですか？
　24．どのような種類のフッ化物が飲料水に加えられますか？
　25．飲料水に加えられるフッ化物の標準的な純度は，どのように保証されていますか？
　26．どのような手順で，フッ化物は給水中に加えられますか？
　27．水道水フロリデーションの最適なフッ化物濃度はどれくらいですか？
　28．フッ化物は，水道水の味に影響を及ぼしますか？
　29．家庭用のフィルター（浄水器）によって飲料水中のフッ化物は除去されますか？
　30．ボトル水にはフッ化物が含まれていますか？

フッ化物と食事
　31．フッ化物は栄養素ですか？
　32．フロリデーション水はアレルギーの原因になりますか？
　33．どれくらいの量のフッ化物摂取が必要ですか？
　34．飲食物にはフッ化物が含まれていますか？
　35．フロリデーション水を飲むことで，フッ化物を過剰に摂取することにはなりませんか？
　36．フロリデーション水で乳児用調製粉乳を調合する場合に，何か助言はありますか？
　37．妊婦や授乳中の母親がフロリデーション水を利用するにあたり，何か助言はありますか？
　38．雨水タンクの水にはフッ化物が含まれていますか？
　39．フロリデーション水は医薬品や医療とみなされますか？

フッ化物と倫理
　40．フロリデーションは倫理的ですか？
　41．水道水フロリデーションには個人の同意が必要ですか？
　42．水道水フロリデーションは合憲ですか？

フッ化物と法的規制
　43．オーストラリアにおける水道水フロリデーションは，どのように法的に規制されていますか？

フッ化物と環境
　44．フロリデーション水は環境にどのように影響しますか？
　45．フロリデーション水は有機栽培に使用できますか？
　46．フロリデーション水は水産養殖に使用できますか？

水道水フロリデーションについて

1．なぜフロリデーション水を飲用するのですか？

水道水フロリデーションがむし歯の減少に役立つ確実で信頼性の高い根拠が存在します．NHMRCは，水道水フロリデーションが小児期と青年期のむし歯を26～44%減少させ，成人期ではむし歯を27%減少させることを報告しています[1]．最近のオーストラリアにおける調査では，早期に幼少期からフロリデーション水を利用するほど，成人期におけるむし歯を減少することが示唆されています[1]．

むし歯に罹患した結果，学校や仕事を休むことになったり，歯科治療費が嵩んだりするといった犠牲を強いられることになります．また，むし歯は痛みを引き起こし，審美面での醜悪を招くことになります．オーストラリアでは，水道水フロリデーションは，安全で，倫理的，そして効果的に地域住民全体のむし歯を減少させる方法と考えられています．フロリデーション水は，社会を構成するすべてのライフステージの人々のむし歯を予防するのに役立ちます．さらに，歯科を受診する機会が困難な人やフッ化物利用以外のむし歯予防手段を入手し難い人にも恩恵が行き届きます．

2．フッ化物とは何ですか？

フッ化物（F-）は，フッ素元素のイオン化合物であり，地殻の一部として存在しています[2]．岩石，土壌，天然水，植物や動物に含まれている無機塩類の天然由来の成分です．水に存在する天然由来のフッ化物量は水が通過する土壌や岩石のタイプに依存しています．もし岩石がフッ化物を豊富に含んでいる構造をしているならば，水が岩盤層を通過するにつれて岩石から溶出可能なフッ化物の量もより多くなります[2]．

3．水道水フロリデーションとは何ですか？

水道水フロリデーションとは，むし歯を予防するために最適な濃度に飲料水中のフッ化物量を調整する方法です．NHMRCは，オーストラリアの州および準州が飲料水のフッ化物イオン濃度を0.6～1.1 ppmの範囲に調整して給水することを支持しています[3]．

4．誰が水道水フロリデーションの恩恵を受けますか？

水道水フロリデーションにより，個々人は行動変容のための意識的な努力を強いられることなく，すべての人がフッ化物によるむし歯予防効果の恩恵を受けることができます[4]．また，教育，収入，歯科治療へのアクセスに関わらず，生涯にわたって全世代の人々に恩恵をもたらします[4,5]．

むし歯はあらゆる年代の人々において発症するため，水道水フロリデーションは子どもにも大人にとっても，むし歯を減少させる重要な方法です[6]．水道水フロリデーションは，むし歯発生のリスクが高い傾向にあり，歯科治療やフロリデーション以外のフッ化物利用が困難な低所得層の子ども達に特に恩恵をもたらします．

5．世界の国と地域でどれくらい水道水フロリデーションは実施されていますか？

世界中で4億人以上が水道水フロリデーションの恩恵を受けています．そのうち少なくとも3億7千万人が人為的に調整した水道水フロリデーションを利用し，約5千万人が天然の適正濃度で水道水フロリデーションの恩恵を受けています[7]．水道水フロリデーションを実施あるいは実施を計画している国には，ニュージーランド，米国，カナダ，イギリス，アイルランド，スペイン，イスラエル，ブラジル，チリ，アルゼンチン，香港，シンガポール，マレーシアが含まれます[7]．これらの国々とは別に南米やヨーロッパの多くの国では，食塩フロリデーション（食塩フッ化物添加）を実施しています．

オーストラリア初の水道水フロリデーションは，

1953年にタスマニア州のビーコンズフィールドで開始され[8]，それに続いて1956年にニューサウスウェールズ州のヤスで開始されました[9]．1960～1970年代以降，オーストラリアの多くの大都市で水道水フロリデーションを実施しています．

6. オーストラリアにおける水道水フロリデーションはどれくらい普及していますか？

2017年2月の時点で，89％のオーストラリア人にフロリデーションは普及しており[10]，その中には0.5 ppm以上の天然フッ化物地域が含まれています．オーストラリアのすべての州と準州でフロリデーション水を飲むことができる一方，各地域によってその普及割合は異なります（2頁図1参照）．

7. 水道水フロリデーションは費用対効果が高い公衆衛生政策ですか？

オーストラリアのフロリデーションは公共投資の一つです．オーストラリアでは，フロリデーションに1ドル投資される度に，歯科治療費を7～18ドル節約することができます[11〜13]．

ヴィクトリア州ではフロリデーションを開始して以来，歯科治療費や欠勤，学校の欠席で生じる費用を削減することにより，25年以上かけて約10億ドル節約することに成功したという研究報告があります[14]．

8. オーストラリア口腔保健計画の中で水道水フロリデーションが果たす役割は何ですか？

オーストラリアには国家口腔保健計画があり，すべての州と準州，そして国家政府によって推奨されています．「*Healthy Mouths Healthy Lives* 計画 (2015〜2024年オーストラリア口腔保健計画)」の目的は，口腔の健康状態を改善し，口腔疾患のリスクを減らすことによって，オーストラリア国民全体の保健と福祉を向上させることにあります．この計画は，すべてのオーストラリア人が生涯にわたってより多くの歯を保持し，全身の健康の一部として良好な口腔状態を保ち，低コストで良質な口腔保健サービスを受けることの支援を目的としています．

その計画の目標の一つは，水道水フロリデーションを継続して広めることです．水道水フロリデーションが地域住民のむし歯予防を通じ，口腔の健康を良好に保つための安全で費用対効果に優れた予防戦略であるという根拠を，その計画で繰り返し述べています．

フッ化物と口腔の健康

9. なぜ口腔の健康は重要ですか？

口腔の健康は，全身の健康や健やかで質の高い人生を送るための基盤です．健康な口腔によって，摂食，会話，ならびに疼痛や不快感，気おくれを伴うことなく社会生活を送ることができます[11]．

図1には口腔の健康と全身の健康との関連，ならびに口腔疾患に関連する社会経済的損失との関連を示しています．

10. むし歯とは何ですか？なぜむし歯は問題なのですか？

むし歯とは歯の表層の破壊です．むし歯は食べ物や飲み物に含まれる砂糖を，口腔内の細菌が分解することで発生する酸によって引き起こされます[15]．この酸により，歯を構成しているカルシウムやリン酸塩が溶出し（この作用を脱灰と呼ぶ），その結果，歯に実質欠損が生じるだけでなく，将来的に痛みや感染，歯の喪失を引き起こすこともあります[15]．

むし歯に罹患した結果として，学校や仕事を休む時間，歯科治療費，疼痛や恐怖といった面から犠牲を強いられることになります[16]．いったんむし歯

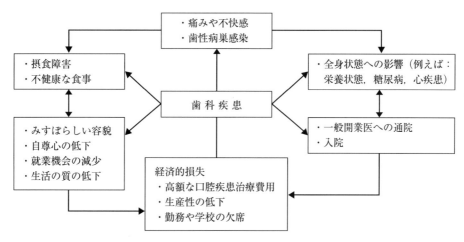

図1 口腔の健康と全身の健康ならびに口腔疾患のもたらす社会的・経済的損失との関連

を修復しても歯は脆弱化し，ほぼ確実に将来的に再治療が必要になるでしょう[17]．

むし歯を未処置のまま放置すると，重症化し，命を脅かす結果につながりかねません[18]．

むし歯はオーストラリアにおいて最もありふれた慢性疾患であり，特に子どもや飲用水に十分なフッ化物が供給されていない地域で顕著です．むし歯は水道水フロリデーションが普及している地域の人々にも発症していますが，フロリデーション地域のむし歯有病率はきわめて低くなっています．一方，砂糖摂取とむし歯との間には一貫した関連性が存在します[19]．

むし歯の罹患状態を数量化する際に最もよく用いられる評価方法は，DMFT/dmft 指数と呼ばれる指標です[20]．この方法は，未処置むし歯（Decayed teeth），むし歯由来の喪失歯（Missing teeth），むし歯が原因で処置された歯（Filled teeth）の本数を合計します[20]．永久歯については DMFT で，乳歯については dmft で表記します[20]．DMFT 指数の範囲は0から32であり，dmft は0から20となります[20]．

11．飲料水中のフッ化物はどのようにしてむし歯を減らしますか？

飲料水中のフッ化物は歯を修復するキットのように作用し，様々な方法で歯を強くし，あらゆる年齢層でむし歯を抑制します[21]．

飲料水中のフッ化物は，以下の2つの方法でむし歯を減らす働きがあります．

・脱灰（エナメル質が溶解し始める部位）を抑制し，むし歯に対する抵抗性を高めます．
・再石灰化（弱くなったエナメル質を回復させること）を促進します．これは初期むし歯を修復することにつながります（図2）．

さらにフッ化物はむし歯の原因となる細菌の活動性を抑え，歯の表面のエナメル質と結合して，歯をいっそう強化してむし歯に対する抵抗性を改善します[2,23]．

12．フロリデーション水を飲んでいても，フッ化物配合歯磨剤を使ったほうがよいですか？

フロリデーション水とフッ化物配合歯磨剤は重要で補完的な利益をもたらしますので使って下さい．フロリデーション水を飲むことで，一日中，唾液や歯垢を低レベルのフッ化物で保つことができます．高濃度のフッ化物配合歯磨剤は，付加的な効果をもたらします．単独で用いるよりも，併用した方がさらにむし歯を予防できます．

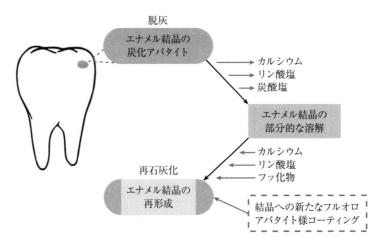

(Source: Adapted from Featherstone JDB (24). Reprinted with permission from Munksgaard International Publishers Ltd., Copenhagen, Denmark)

図2　歯表面にフッ化物を多く取り込み，溶解度を低下させて結晶の再石灰化を促進する，脱灰と再石灰化の過程の模式図

　生後18カ月から6歳までの子どもには，低濃度のフッ化物配合歯磨剤を豆粒程度の量を使用し，フッ化物洗口は避けることが推奨されます．
（訳注；日本の事情はオーストラリアとは異なります．わが国では，永久歯の萌出期にあわせて，洗口練習後に4,5歳児におけるフッ化物洗口を推奨しています．巻末69,70頁）

13. 歯のフッ素症とは何ですか？

　歯のフッ素症は，顎骨内で歯が形成される期間中に，通常は出生から6～8歳までに長期間継続して，多重の供給源からフッ化物を過量摂取することで起こります[2]．乳歯と永久歯の表面に白色の線や面がみられ，歯の崩出後に確認されます．

14. オーストラリアで歯のフッ素症はどのように生じていますか？

　オーストラリアでは，歯のフッ素症は水道水フロリデーションの地域が拡大してきた期間に減少しました[24～27]．歯のフッ素症の減少には，現在では子どもが低濃度のフッ化物配合歯磨剤を使用するようになったなど，歯磨剤などの供給源からフッ化物の摂取量が減ったことが関与しています．今では低濃度のフッ化物配合歯磨剤の使用は，一般の人々への周知と歯磨剤の最適な使用に関する指針（例えば，子どもが歯磨剤を使用する時は小さい豆粒程度の量にすることや子どもに歯磨剤を飲み込まないように注意喚起すること）に沿って積極的に進められています．

　オーストラリアでは，歯のフッ素症が確認されたとしても，ほとんどの場合で非常に軽度あるいは軽度の段階です．非常に軽度から軽度の歯のフッ素症は，歯の機能に影響せず，また審美的に問題がなく，永久歯ではむし歯予防の効果があります[1]．中等度の歯のフッ素症はオーストラリアではめったにみられず，重度の歯のフッ素症はまれです．8～14歳のオーストラリアの子どもでは，中等度と重度の歯のフッ素症はきわめて少なく，フロリデーション地域とそれ以外の地域で統計学的な差は存在しません．このことは，水道水フロリデーションが歯のフッ素症を引き起こすという根拠がないことを示しています．

15. フッ化物補充剤を使用してもよいですか？

　液剤や錠剤のフッ化物補充剤は，口腔保健専門職の指示があった時のみ使用すべきです[4]．オーストラリアではこれらのフッ化物補充剤を簡単に入手することはできません．

水道水フロリデーションを支持する科学的根拠

16. 誰がオーストラリアに関わる科学的根拠の評価を行いますか？

NHMRCは，公衆衛生の向上と保全ならびに臨床医療の標準化を推進するオーストラリアの最高機関です．NHMRCはオーストラリアの各地域社会に，科学的根拠に基づいた最良の健康政策の助言を行う責任を担っています．

2014年から2015年にかけて，NHMRCはオーストラリアの水道水フロリデーションの健康への影響に関する最新の科学的研究を基に，包括的再調査を行いました．この再検討は，以前の報告［2000年McDonaghの報告[28]と2007年のNHMRCの報告[20]］で確認された根拠に，2006年から2015年までに出版された新しい研究論文を追加して評価・査定したものです．

最近の再評価過程についての情報は2016年根拠評価報告書[6]，技術報告書と情報白書として出版されています[1]．

17. NHMRCは最新版の根拠評価報告書でどのように結論づけていますか？

現存する多数の根拠が，水道水フロリデーションによる安全なむし歯の減少を，首尾一貫して示しているとNHMRCは結論づけています．最新の論評からの知見は情報白書—水道水フロリデーション：歯科と全身の健康への影響2017に要約されています．オーストラリア各州での水道水フロリデーションとヒトの健康に関するNHMRC公式声明2017：

> NHMRCは，地域住民全体のむし歯を減少させる安全で効果的かつ倫理的な方法として水道水フロリデーションを強力に推奨します．また，NHMRCはオーストラリアの各州と準州で供給される飲料水のフッ化物濃度の範囲として0.6～1.1 ppmを支持します．

現在オーストラリアで実施されている水道水フロリデーションのフッ化物濃度では，ガン，ダウン症，認知機能不全，知能低下および股関節部の骨折の発生との関連性はないことを示す信頼できる科学的根拠が存在します[1]．

さらに，オーストラリアで行われている水道水フロリデーションのフッ化物濃度が，以下のようなヒトの健康状態（慢性腎疾患，腎結石，アテローム性動脈硬化症，高血圧，低体重新生児，総死亡率，筋骨格系疼痛，骨粗鬆症，骨フッ素症，甲状腺異常，あるいは胃部不快感や頭痛，不眠等の不定愁訴）と関連性があるという信頼できる科学的根拠は何ひとつ存在しません[1]．

NHMRCによる「信頼できる根拠なし（no reliable evidence）」という表現は，審査された根拠がオーストラリアに関連していないか，あるいは水道水フロリデーションとヒトの健康への影響との間に関連づけることが妥当であるという確証がない場合に用いられています．多数の根拠の信頼度は，研究対象が少数であることや，研究計画，研究の質の低さと考慮すべき交絡因子が制御できていない場合のような種々の問題に左右されます．交絡因子にはフロリデーション以外のフッ化物の摂取や，社会経済的状態およびヨウ素や鉛のような化学物質の汚染を考慮しないことも含まれます．

18. NHMRCはそれらの根拠の評価に関する質をどのように保証しますか？

NHMRCは，健康への助言とその元になる根拠が，可能な限り最高の質を保つことを保証するように注意を払っています．NHMRC2016の根拠の評価に関する報告書[6]に記載されているような根拠を評価するとき，特定の視点を支持する研究に注目し過ぎると，結論への偏りが生じる可能性があります．既存の考え方を支持する方法で根拠を収集したり，解釈したりすることは「確証バイアス」と呼ばれます[29]．NHMRCは利用可能な根拠を特定し評価する際に，この種の確証バイアスに対処するために，シドニー大学の臨床試験センターと契約しました．

ここでは，国際的に認知された体系的な評価方法（システマティック・レビュー）を使用して評価が行われ，また根拠の評価検証に関する方法論の専門知識を持つ独立したグループが，臨床試験センターで採用されている方式で評価を行いました．

研究における偏りは，計画性に乏しい研究や，調査データの収集，分析，報告，出版あるいは研究データの再調査から生じることもあります．この種の偏りは「研究バイアス」と呼ばれ，まったく無効な結果となることがあります[30]．

研究バイアスは対象研究のどれにでもあり得ることが懸念されていると，NHMRC2016の根拠評価報告書[6]およびNHMRC情報白書[1]に記載されています．

NHMRCは，根拠の評価に関する再調査方法と，その根拠が情報白書にどのように反映されたかについて専門家からの意見を求めました．独立した外部専門家と一般人からの意見も求めました．

19. 水道水フロリデーションがその地域の健康に影響を及ぼしたかどうかについて，最新の根拠ではどのように説明されていますか？

NHMRCは，水道水フロリデーションがヒトの健康に何らかの影響を及ぼしたかを示唆する報告の科学的根拠を厳密に調べました．特に関心が高い健康への影響については，以下にその詳細を列記します．

A．ガン

水道水フロリデーションといかなるタイプのガンとも関連性はなく，骨肉腫やユーイング肉腫（骨のガンの一種）も例外ではありません．

B．認知機能と知能

オーストラリアで行われている水道水フロリデーションのフッ化物濃度と子どもや成人の認知機能や知能との関連性はありません．

いくつかの海外の研究では両者に関連がある可能性を示唆していますが，これらの研究はオーストラリアで実施されているフッ化物濃度レベルを大幅に上回る国の地域で行われ，親の教育や飲料水中のヒ素の存在のような諸要因を考慮していませんでした[1]．

C．腎臓の健康

現在オーストラリアで行われている水道水フロリデーションと腎結石や慢性的腎疾患とに関係があるという科学的根拠はありません[1]．

腎保健オーストラリア（Kidney Health Australia）は，フロリデーション水を適切に使用することが，慢性腎疾患の発症のきっかけとなったり，慢性腎症患者にさらなる悪影響を及ぼすことになる科学的根拠はないと明言しています．

D．筋肉と骨格の健康

オーストラリアで実施されている水道水フロリデーションと股関節部の骨折との間に，いかなる関連性もありません[1]．骨フッ素症，骨粗鬆症や筋骨格系の疼痛との関連性があるというような信頼できる科学的根拠もありません．

E．甲状腺の健康

オーストラリアで実施されている水道水フロリデーションと甲状腺腫（甲状腺の肥大）や甲状腺機能低下症（甲状腺の機能不全）という甲状腺機能との関連には信頼できる科学的根拠はありません[1]．

その他の可能性が示唆された健康への影響はNHMRCによって審議され，情報白書が出版されています．それらの知見は17（11頁）にまとめられています．

20. 水道水フロリデーションは世界中の健康科学の権威機関などから支持されていますか？

水道水フロリデーションは国内および国際的な保健研究機関と政府から支持されています．以下の通りです．

・オーストラリアのすべての州政府の保健機関
・オーストラリアの政府健康審議会の「健康な口と健康な生活—オーストラリア口腔保健計画2015−2024（8（8頁）を参照のこと）による
・国立保健医学研究会議（オーストラリア）NHM-RC

- オーストラリア歯科医師会
- 世界保健機関
- 国際歯科医学会
- 疾病予防管理センター（米国）
- 米国公衆衛生長官
- ハーバード大学医学部
- ハーバード大学歯学部
- ハーバード大学公衆衛生学部
- オーストラリア医師会
- オーストラリアニュージーランド小児歯科学会
- オーストラリア小児歯科学会
- オーストラリア科学会
- オーストラリアヒト健康リスク評価センター
- オーストラリア地域口腔健康研究センター（ARCPOH）
- オーストラリア公衆衛生学会
- オーストラリアアルツハイマー協会
- オーストラリア腎保健協会
- ニュージーランド王立協会と首相主任科学顧問室
- ニュージーランド厚生省
- 米国環境保護局
- 米国健康福祉部
- アイルランド健康研究庁
- 米国国立ガン研究所

21. 水道水フロリデーションに関する科学的根拠は各国で評価され，その評価はどのように結論づけされていますか？

水道水フロリデーションの根拠となっている科学的根拠とむし歯を予防するためのフッ化物全般の使用実態は，定期的に世界中で見直されています．それらのすべての結論が，水道水フロリデーションの取り組みの継続を支持しています．

2015年のニュージーランドの再調査では，既に設定・推奨されている基準での水道水フロリデーションが，ニュージーランド人の歯科保健に幅広い利益をもたらしているという説得力のある科学的根拠があることがわかりました．

2015年の米国公衆衛生局（USPHS）の再調査によれば，水道水フロリデーションは変わらずむし歯予防のためにフッ化物を供給する優れた公衆衛生方策であり，しかも地域全体に行き渡る最も実現可能で費用対効果の高い方法であると認めています[32]．

2015年のアイルランドの再調査では，水道水フロリデーション地域において，水道水フロリデーションが健康への悪影響と結びついているという強力な科学的根拠は存在しないと認めています．一方で，水道水フロリデーションとヒトの健康への影響の関連性を調べるには限界があることに基づいて，その科学的根拠は成り立っています．

22. NHMRCは水道水フロリデーションとヒトの健康についての新しい根拠を，どのようにして更新するのでしょうか？

NHMRCは健康に関する最新の科学的根拠に基づく助言を提供する責任があります．そのために，NHMRCはあらゆる新証拠の質的な面と，いかにオーストラリアの状況にその証拠を応用できるかを考慮して，特に重要な新しい多数の科学的根拠を監視しています．これは飲料水とヒトの健康の分野で働く州および準州の代表者，およびNHMRCオーストラリア飲料水水質ガイラインについて助言する他のNHMRC専門家委員会と協議して行われます．さらに，NHMRCの協議会は新たな多数の科学的根拠に基づいて，出版物を更新する必要がある場合には，5年毎に指針と助言を検討してNHMRCの最高責任者に勧告します．

フッ化物と飲料水

23. 飲料水に加えられるフッ化物はどのようなものですか？

水道水フロリデーションに用いられるフッ化物は、フッ化アパタイト（$Ca_5(PO_4)_3F$：フッ素燐灰石）と呼ばれている鉱石から抽出されます[2]。通常、この鉱石は肥料産業の原材料として用いられており、精製過程においてリン酸塩が除去される際に、フッ化物は余分なガスとして回収されます[34, 35]。回収されたフッ素ガスは給水に加える特定の目的で液体または粉末の状態に処理されます[35]。フッ化物はこの過程での副産物であり、廃棄物ではありません[36]。

24. どのような種類のフッ化物が飲料水に加えられますか？

水道水フロリデーションに用いられるフッ化物は、オーストラリアの飲料水水質ガイドラインにより推奨されている3種のフッ化物です。これらの推奨されたフッ素元素を含む化合物は、フッ化ナトリウム（NaF：フッ素とナトリウムの化合物）、ケイフッ化ナトリウム（Na_2SiF_6：フッ素、ナトリウムとケイ素の化合物）、ケイフッ化水素酸（H_2SiF_6：フッ素、水素とケイ素の化合物）です。

表1には、これらの化合物、化学式、化学名と形状を示します。選択される化合物のタイプは浄水場のタイプとサイズによります。

25. 飲料水に加えられるフッ化物の標準的な純度は、どのように保証されていますか？

飲料水に添加される化学物質中の不純物が、公衆衛生に危険を及ぼさないことを確実にするための手順が確立されています。オーストラリアの飲料水水質ガイドラインでは、給水される飲料水に加えられるすべての化学物質に含まれる不純物の最大濃度に関して、厳しい必要条件が示されています[37]。飲料水を処理するために用いられる添加物（消毒剤や水処理物質を含む）に存在する不純物は低水準に抑えられています[27]。天然水自体にも溶出したり、あるいは浮遊している不純物が含まれる点に注意することも重要です。そのために、オーストラリアの飲料水水質ガイドラインが頼りになります[37, 38]。

水道事業では、フッ化物中のいかなる不純物も公衆衛生に危険をもたらさないことが必要となります。オーストラリアの飲料水水質ガイドラインでは、化学物質を加えるとき、飲料水に加える化学物質を最大安全値の10％以上加えないように勧告しています。市販のフロリデーション用のフッ化物は、常にこの必要条件を満たしています。

州や準州の規則では、通常、飲料水に加えられるすべての活性成分の強度と不純物の濃度が詳述されている試験証明書を添付しなければならないことを明記しています[37]。すべての良質な必要条件が満たされたことを明らかにする分析証明書一式のない

表1 水道水フロリデーションプログラムで使用されるフッ化物

化合物の名称	化学式	別名（代替名）	化合物の形態
ケイフッ化水素酸	H_2SiF_6	ヘキサフルオロケイ酸 ケイフッ化水素酸 フルオロケイ酸	溶液
ケイフッ化ナトリウム	Na_2SiF_6	ヘキサフルオロ・ケイ酸ナトリウム ヘキサフルオロ・ケイ酸2ナトリウム ケイフッ化ナトリウム	粉末
フッ化ナトリウム	NaF		粉末

オーストラリアの飲料水水質ガイドライン（第8章（38））から引用

化学物質は容認されない，あるいは使用されることもありません[37].

26. どのような手順で，フッ化物は給水中に加えられますか？

州や準州の水道局は，法律または実施規程で通常設定されている"厳密な規制"にしたがってフッ化物を給水に加え（フッ化物濃度を調整し）ます．これにはオーストラリアの飲料水水質ガイドラインにしたがって使用される，化学物質の品質および純度に関する規定が含まれます[37].

フッ化物は，慎重に制御された量を加えるように設計された浄水場で処理されます[39]．浄水場の安全性はマルチ・バリア・アプローチという危機管理方式によって維持されています．フッ化物が水処理システムのキーポイントにおいて予め定められたレベルを超えた場合，装置は停止するように設計されています．飲料水中のフッ化物濃度は少なくとも1日1回，またほとんどの場合連続的に監視されています[39]．浄水場から配水する前に，すべてのケースにおいて浄水場で加えられるフッ化物が適切なフッ化物濃度を"給水栓で"確保されるために，水のサンプルは配水システムの中で取水されます[39].

浄水場から配水する前に，すべての場合において浄水場で加えられるフッ化物を含む化合物は水に溶けた状態になります．これは，1杯の飲料水中には，自然に存在するフッ化物イオンと水道水フロリデーションによるフッ化物濃度調整プログラムの一環として加えられる化合物のフッ化物イオンとの間に差異がないことを意味します．

27. 水道水フロリデーションの最適なフッ化物濃度はどれくらいですか？

歯をむし歯から守るために，飲料水中に微量のフッ化物が必要です．NHMRCは，むし歯を減らすために最も効果的な方法である水道水フロリデーションについてオーストラリアでの飲料水中フッ化物濃度を0.6～1.1 ppmに調整することを支持しています[3]．フッ化物濃度0.6～1.1 ppmの範囲では，むし歯を予防することを目的とし，その一方で審美的に問題となる歯のフッ素症の様々なリスクを回避します．

28. フッ化物は，水道水の味に影響を及ぼしますか？

フッ化物は無味無臭であるので，水道水フロリデーションは飲料水の味または臭いに影響を及ぼしません．

29. 家庭用のフィルター（浄水器）によって飲料水中のフッ化物は除去されますか？

供給される飲料水中のフッ化物濃度を最適にすることは，歯をむし歯から守るための安全かつ有効な方法であり，フッ化物を除去する必要もなく，かえって除去することは望ましいことではありません．

イオン交換樹脂，活性化されたアルミニウムまたは逆浸透膜を使用している蒸留装置や濾過システムは，飲料水から大部分のフッ化物を除去するのに効果的であることが示されています．

水からフッ化物を除去することに関する詳細な情報は，専門的な水処理業者から入手できます．

30. ボトル水にはフッ化物が含まれていますか？

ボトル水の中には原水からの天然由来のフッ化物を含有する製品もありますが，ほとんどの場合，答えは「いいえ」です．オーストラリアの食品規定では，ボトル水へのフッ化物の添加は0.6～1.0 ppmの範囲で認められています．オーストラリアのすべての加工食品と同様に，ボトル水にも製品内容をはっきりと明記したラベルを貼付する義務があります．

フッ化物と食事

31. フッ化物は栄養素ですか？

その通りです．2006年（2017年改訂）にNHMRC，オーストラリア保健省（Australian Government Department of Health）およびニュージーランド保健省（New Zealand Ministry of Health）は，オーストラリアとニュージーランド栄養参考値[40,41]（New Zealand including recommended dietary intakes）でフッ化物を「栄養素」としています．そこには，以下のように記載されています．

むし歯予防のために，フッ化物はヒトの健康にとって必須な栄養素であると分類されてきました．

32. フロリデーション水はアレルギーの原因になりますか？

オーストラリアで実施されている水道水フロリデーションとアレルギー反応，アレルギー症状の間には関連性がありません．

メルボルンにあるアルフレッド病院のアレルギー・免疫・呼吸器科の専門医たちは，現在のオーストラリアで利用されているフロリデーションの濃度では，フッ化物がアレルギーを引き起こしたり，免疫に影響を及ぼしたりする臨床的および科学的証拠はないとしています[42]．具体的に次のように述べています．

> ……この25年間，メルボルンでも英国でも，われわれの利用しているフロリデーション水と同じフッ化物濃度1 ppmが原因と考えられる呼吸器症状やアレルギー様症状のある患者を見たことがありません[42]．

33. どれくらいの量のフッ化物摂取が必要ですか？

オーストラリアとニュージーランドのNHMRC（栄養素表示基準値）：推奨食事摂取基準に含む：フッ化物の項目（2017改訂版）には以下のように記載されています．

成人における1日あたりの適正摂取量（目安量）は男性で4.0 mg，女性で3.0 mgです．小児における1日あたり適正摂取量は，体重によって異なりますが，7〜12カ月児で0.5 mg，4〜8歳児で1.1 mgとされています[41]．この摂取量では小児，青年，成人のむし歯予防に効果をもたらし，フッ化物はフロリデーション水を飲用または食品と一緒に摂取することで得られます（Ⅲ．を参照のこと）．

34. 飲食物にはフッ化物が含まれていますか？

あらゆる食品には微量のフッ化物が含まれています[2,43]．例えば，乾燥茶葉中には自然濃縮により多くのフッ化物が認められます[43]．他にも一般的にフッ化物を含むものとして，穀類や穀類から生成される食品，アーモンド，リンゴ，牛ひき肉，チョコレート，ミルクなどがあります[44]．

35. フロリデーション水を飲むことで，フッ化物を過剰に摂取することにはなりませんか？

なりません．NHMRCによれば，現行のオーストラリアでのフロリデーション水がヒトの健康問題を引き起こすという根拠はありません．むし歯を予防するためには，水中のフッ化物は微量しか必要とされません[45]．NHMRCは，オーストラリアの州および準州において0.6〜1.1 ppmの範囲で実施するフロリデーションを支持しています．

オーストラリアとニュージーランドのNHMRC栄養素表示基準値では，一般成人のフッ化物摂取量の上限として，1日あたり10 mgと設定しています[41]．この摂取量に達するには，現在のオーストラリアの濃度の飲料水を，1日当たり少なくとも10 L飲むことを意味します．しかしこれは，水分中のフッ化物含有量にかかわらず，危険なほど過剰の水分摂取量であり，時にはこの摂取量に近づく可能性のある運動選手，屋外労働者，軍人や高温多湿の地域住民のような人たちであっても，水分の過負荷となるので推奨されません[46]．

透析患者のような特別な条件の人は，それぞれの状態に基づいて医療専門家の助言に従う必要があり

ます．考慮が必要な状態には，食事，体格，病歴や飲料水中の重要なイオン（カリウム，ナトリウム，塩素）など，多くの要因があります．いかなる場合でも，フロリデーション水中のフッ化物量が，飲水量の摂取制限要因になることはありません．

36. フロリデーション水で乳児用調製粉乳を調合する場合に，何か助言はありますか？

オーストラリアで販売されている乳児用調製粉乳製品を，フロリデーション水で調合する場合，乳児にとって安全に与えることができます．

NHMRCは約6カ月までは母乳哺育を推奨しています．しかしながら，だれでも母乳哺育ができるとは限りません．調製粉乳哺育児または混合乳哺育児について，NHMRCは1歳までの母乳の代用として，乳児用調製粉乳を使用することを推奨しています．オーストラリアで市販されるすべての乳児用調製粉乳は，オーストラリアニュージーランド食品基準規則（2016年改訂版）の組成および安全基準を満たしています[47]．

37. 妊婦や授乳中の母親がフロリデーション水を利用するにあたり，何か助言はありますか？

妊娠中および授乳中の母親がオーストラリアのフロリデーション水を利用しても，胎児および乳幼児にとって安全です．母乳には，自然に約5～10μg/Lのフッ化物が含まれています[2]．授乳中の母親がフロリデーション水を飲んでも，母乳中のフッ化物濃度は変わりません[48]．

38. 雨水タンクの水にはフッ化物が含まれていますか？

オーストラリア国内のタンクに集められた雨水にはフッ化物は含まれていません．タンク水にフッ化物を添加することは，正確な濃度を維持することが困難な場合がありますので推奨されていません．タンク水を飲料，調理用に利用する方は，地元の歯科医師，学校歯科サービス，地域歯科サービス，またはオーストラリア歯科協会からフッ化物に関するアドバイスをうけるといいでしょう．

雨水を飲料水や調理に使う方は，フロリデーションされた施設の近くで作られた飲食物を摂ったり，フロリデーション地域で働いたり通学したりすることで，むし歯の予防効果を得られるでしょう．また，そのような方々のためのもうひとつの供給源として，フッ化物を添加したボトル水があります[49]．

39. フロリデーション水は医薬品や医療とみなされますか？

いいえ．オーストラリア保健省薬品・医薬品行政局（the Therapeutic Goods Administration（TGA））は，むし歯予防に使用する場合，フッ化物配合歯磨剤や水道水フロリデーションに使用するフッ化物を，医薬品として登録する必要はないとしています．飲料水を至適濃度に調整する場合には，薬物とも毒物ともされません．

フロリデーション水は，オーストラリアTGAをはじめ，フロリデーションが行われている他国の医薬品規制局でも医薬品とも医療ともみなされません．フッ化物は，ほとんどの水道水中に含まれる天然成分です．TGAは，疾患予防または健康管理のために使用される薬品・医薬品が，安全かつ良質であることを確認するためのオーストラリアの行政局です．

フッ化物と倫理

40. フロリデーションは倫理的ですか？

NHMRCは，フロリデーションを倫理的であると考えています．*2017 NHMRC情報白書 – 水道水フロリデーション：口腔と全身の健康への影響 –* によると，水道水フロリデーションはすべての年齢層および社会階層の人びとのむし歯を減少することにより口腔保健に有益であるので，倫理的であると述べられています[1]．

さらに，マンチェスター大学社会倫理政策センターは，次のように述べています．

> フロリデーションの倫理面を考察するにあたって……われわれにはフロリデーションに反対する人びとにフロリデーションを強要する権利が与えられているのではなく，彼ら反対する人びとは地域社会全体としてフロリデーションを実施しなかったことによるリスク，損失，費用の負担に関して責任を負えるのかを問うべきです[50]．

水道水フロリデーション（の倫理）は，ユネスコの国際生命倫理委員会（2008年）[51]の報告書にも一致しています．

41. 水道水フロリデーションには個人の同意が必要ですか？

いいえ．政府と保健専門家には，最良の可能性の高い地域保健成果と個人の選択とを比較考量して決定を下す責任があります．水道水フロリデーションに関する決定は，住民に直接的または間接的に責任を負託された代表者によって，州もしくは地方政府レベルで行われます．多くの政府の決定は，個人の選択にある程度影響を与えます．

住民はフロリデーション水を飲むかどうか自由に選ぶことができます．ボトル水の使用，雨水タンクの設置，または特別仕様のフィルターの設置によって，フロリデーション水を使用しないためには，それ相応の努力と費用が必要です．しかし，水道水フロリデーションが実施されていなければ，自分自身とその子たちにフッ化物の保護的便益を提供したいと思う人には大きな努力と費用が必要となります．フロリデーションが行われていない場合には，フロリデーションを「オプトアウト」する（実施しないこと）よりも，フッ化物にアクセスするためにはより多くの努力が求められます．オーストラリアでは，大多数の人びとが水道水フロリデーションを支持しています[1]．社会的平等の観点から，水道水フロリデーションはむし歯の予防的行動を取り入れる可能性が低い人も，歯科医療費の支払いに苦労している人びとをはじめ地域住民全体の歯を守ります．

42. 水道水フロリデーションは合憲ですか？

はい．オーストラリア憲法では，州政府が公衆衛生を保持増進する法律を制定することを保障しています[52]．

オーストラリア連邦憲法第51条（xxiiiA）には，連邦議会に，諸項目の中に"歯科医療サービスの提供（ただし，いかなる形態であれ市民徴兵を許可しない）"のための法律を制定する権限を与える条項があります．括弧書きの意味は平時に歯科医療サービスを提供するために連邦が歯科医師やその他の口腔保健専門家を徴用してはならないということです．

フロリデーションによる配水は，憲法の規定の範囲内での歯科医療ではなく，フロリデーション地域の社会構成員が歯科医療サービスを受療するために"徴集された"ものでもありません．

フッ化物と法的規制

43. オーストラリアにおける水道水フロリデーションは,どのように法的に規制されていますか?

すべてのオーストラリアの州または準州で,水道水フロリデーションは議会法または政府の方針によって法的に規制されています.

表2には,各州および準州で現在使用されている規制枠組みを示しています.

表2 州および準州の法律および規則

首都準州	1997年公衆衛生法に基づく認可要件 http://www.legislation.act.gov.au/a/1997-69/ 2014年公益事業(法令)の第36条 http://www.legislation.act.gov.au/a/2014-60/
ニューサウスウェールズ	*1957年フロリデーション公共水道法* *2017年フロリデーション公共用水道規制* *フロリデーション公共用水に関するNSW行動規範* http://www.health.nsw.gov.au/environment/water/Pages/fluoridation.aspx
北準州	北準州におけるフッ化物の利用-2010年見解表明 http://www.health.nt.gov.au/Oral_Health/Water_Fluoridation/index.aspx
クイーンズランド	*2008年フロリデーション法(2013年11月1日現在)* https://www.legislation.qld.gov.au/LEGISLTN/CURRENT/W/WatrFluorA08.pdf *2008年フロリデーション規制(2012年12月21日現在)* https://www.legislation.qld.gov.au/LEGISLTN/CURRENT/W/WatrFluorR08.pdf *フロリデーション実施基準(2013年9月改訂)* https://www.health.qld.gov.au/public-health/industry-environment/environment-land-water/water/ fluoridation/default.asp
南オーストラリア(SA)	フロリデーションは政府の方針としてSA水道局よって実施され,公社法の下で政府の指示によって維持されています.
タスマニア	*1968年フロリデーション法* http://www.thelaw.tas.gov.au/tocview/content.w3p;doc_id=87++1968+AT@EN+20111005000000;rec=0 *2009年フロリデーション(暫定)規則* http://www.thelaw.tas.gov.au/tocview/index.w3p;cond=ALL;doc_id=%2B14%2B2009%2BAT%40EN%2B20160817150000;histon=;pdfauthverid=;prompt=;rec=;rtfauthverid=;term=fluoride;web)authverid= *2017年タスマニアの公共用水フロリデーションに関する行動規範* www.dhhs.tas.gov.au/publichealth/water/drinking/mains/ fluoride
ヴィクトリア	*1973年健康(フロリデーション)法* *2009年水道水フロリデーションのための行動規範* https://www2.health.vic.gov.au/public-health/water/water-fluoridation/water-fluoridation-legislation
西オーストラリア	*1966年公共水道水フロリデーション法* https://www.slp.wa.gov.au/legislation/statutes.nsf/main_mrtitle_348_homepage.html

フッ化物と環境

44. フロリデーション水は環境にどのように影響しますか？

海洋環境では，海水中の天然に存在する環境レベルのフッ化物濃度は約 1.4 ppm であり，これはオーストラリアのフロリデーション給水システムにおけるフッ化物濃度レベルよりも高い値です．

ニュージーランド公衆衛生委員会は，1994 年に環境に対するフロリデーションの影響について研究を報告しました．その研究から以下のことがわかりました．

> "ほとんどの生態系にはフッ化物が分布しているので，水道水フロリデーションのフッ化物レベル 1 ppm [1 mg/L] で環境に危害が及ぶ可能性はきわめて低いように考えられます" [53].

フロリデーション水が水路に直接排出されることによる環境への危険はほとんどありません．

45. フロリデーション水は有機栽培に使用できますか？

はい．水道水フロリデーションは，有機農業生産者が農産物の有機認証を取得または保持する能力に影響を及ぼしません [54]．オーストラリア有機認証基準では，すべての飲料水は従来の（認定されていない）成分として許可されています [55]．

46. フロリデーション水は水産養殖に使用できますか？

はい．フロリデーション水は水産養殖システムに使用できます．すべての天然水系には，ある程度のフッ化物が含まれており，オーストラリアの一部の地域では，水道水フロリデーションプログラムで使用されている水準とほぼ同じフッ化物濃度が天然に含まれています．フッ化物はすべての水の供給源に含まれているので，植物，魚類，動物などの生物はフッ化物を代謝することができます．天然水系でも起こるように，ある程度の変動は予想できますが，この代謝によりフッ化物レベルが比較的一定のままに保たれることが保証されます．

参考文献

(1) 2012 年から 2014 年の間に行われた全国児童口腔健康調査は，オーストラリアの 5 歳から 15 歳までの児童の横断調査でした．
Do LG and Spencer AJ (eds), 2016. Oral health of Australian children: the National Child Oral Health Study 2012-14. Adelaide: University of Adelaide Press.

(2) 2008 年には，オーストラリア国民口腔保健研究センターが，クイーンズランド州，ヴィクトリア州，タスマニア州，南オーストラリア州の 4 つの州の子どもの歯科保健へのフロリデーション効果を検証した研究結果を発表しました．
Armfield J, Spencer A, Roberts-Thomson K and Slade G, 2008. 'Lifetime exposure to water fluoridation and child caries experience.' Presented at the 86th General Session and Exhibition of the International Association for Dental Research. Toronto, Canada.

(3) オーストラリアの厚生省の報告書によると，オーストラリアの世代別の歯科：成人口腔保健に関する全国調査には，97 歳までの小児および成人における水道水フロリデーションの有益な効果が記載されています．
Australian Institute of Health and Welfare, 2007. Australia's dental generations: the National Survey of Adult Oral Health 2004-06. Canberra: AIHW.

文　献

1) National Health and Medical Research Council. *Information Paper: Effects of water fluoridation on dental and other human health outcomes, report prepared by the Clinical Trials Centre at University of Sydney.* Canberra : NHMRC, 2017.
2) World Health Organization. *Environmental health criteria 227: fluorides, International Programme on Chemical Safety.* Geneva : WHO, 2002.
3) National Health and Medical Research Council. *NHMRC Public Statement 2017: Water fluoridation and human health in Australia.* Canberra : NHMRC, 2017.
4) Australian Research Centre for Population Oral Health. *The Use of Fluorides in Australia: guidelines.* : Australian Dental Journal, 2006. 51 : 195-199.
5) Centers for Disease Control and Prevention. *Achievements in public health, 1990–1999: fluoridation of drinking water to prevent dental caries.* Atlanta, United

States: CDC : Morbidity and Mortality Weekly Report, 1999. Vol 48. 933-940.
6) National Health and Medical Research Council. *Health Effects of Water Fluoridation - Evidence Evaluation Report*. Canberra : NHMRC, 2016.
7) British Fluoridation Society, the UK Public Health Association, the British Dental Association, and the Faculty of Public Health. *One in a Million: The facts about water fluoridation (3rd edition)*. 2012.
http://www.bfsweb.org.
8) Department of Health and Human Services. Fluoridation of drinking water. Tasmania: Tasmanian Government; 2016 [updated 2016] ; Available from:
https://www.dhhs.tas.gov.au/publichealth/water/drinking/mains/fluoride.
9) NSW Health. Water fluoridation: Questions and answers. NSW: NSW Government; 2015 [updated 2015]; Available from:
http://www.health.nsw.gov.au/environment/water/Documents/fluoridation-questions-and-answers-nsw.pdf.
10) Dental Health Services Victoria (DHSV) 2017 (unpublished) Oral Health Monitoring Group, 2015. Healthy Mouths, *Healthy Lives: Australia's National Oral Health Plan 2015-2024*. COAG Health Council, Available at: http://www.coaghealthcouncil.gov.au/Portals/0/Australia%27s%20National%20Oral%20 Health%20 Plan%202015-2024_uploaded%2020170216.pdf
11) NSW Health. *Water Fluoridation in NSW*. s. l. : NSW Government, 2013.
http://www.health.nsw.gov.au/ environment/water/Documents/water-fluoridation-nsw.pdf.
12) Cicketic, S, Hayatbakhsh, MR, et al. *Drinking water fluoridation in South East Queensland: a cost-effectiveness evaluation*. 21 (1) : Health Promotion Journal of Australia, 2010. 51-56.
13) Cobiac, LJ and Vos, T. *Cost-effectiveness of extending the coverage of water supply fluoridation for the prevention of dental caries in Australia*. 40 (4) : Community Dentistry & Oral Epidemiology, 2012. 369-376.
14) Jaguar Consulting Pty Ltd. *Impact analysis: Expanding water fluoridation in Victoria*. 2016. Department of Health and Human Services Victoria 2016 unpublished data.
15) Featherstone, J. *Dental caries: a dynamic disease process.* : Australian Dental Journal, 2008. 53. 286-291.
16) Australian Institute of Health and Welfare, 2007. *Australia's dental generations: the National Survey of Adult Oral Health 2004-06*. Canberra: AIHW.
17) Fejerskov, O and Kidd, E (eds). with Bente Nyvad and Vibeke Baelum, 2008. Dental caries: the disease and its clinical management (2nd edition). Oxford: Blackwell Munksgaard.
18) McDonald, R, Avery, D and Dean, J. *Dentistry for the child and adolescent*. 8th Edition. St Louis, Unites States : Mosby Publishing, 2004.
19) World Health Organization. *Guideline: Sugars intake for adults and children*. Geneva : World Health Organization, 2015.
20) National Health and Medical Research Council. *A Systematic Review of the Effects and Safety of Fluoridation*. Canberra : NHMRC, 2007.
https://www.nhmrc.gov.au/guidelines-publications/eh41.
21) Department of Human Services. *Oral Health Guidelines for Victorians*. Melbourne : DHS, 2003.
22) World Health Organization. *Fluorides and oral health*. Geneva : WHO, 1994.
23) Featherstone JDB : *Prevention and reversal of dental caries: role of low level fluoride*. Community Dent Oral Epidemiol. 1999, 27 : 31-40.
24) *Dental fluorosis and fluoride exposure in Western Australia*. Riordan, PJ and Banks, JA : Journal of Dental Research, 1991, 70 : 1022-1028.
25) *Decline in the prevelance of dental fluorosis among South Australian children*. Do, LG and Spencer, AJ : Community Dentistry and Oral Epidemiology, 2007, 35: 282-391.
26) *Risk-benefit balance in the use of fluoride among young children*. Do, LG and Spencer, AJ : Journal of Dental Research, 2007, 86(8) : 723-728.
27) Ha, D H, et al., Children's oral health status in Australia, 2012-14. *Oral health of Australian children: the National Child Oral Health Study 2012-14*. 2016, 86-152.
28) McDonagh, M and Whiting, P, et al. *A Systematic Review of Public Water Fluoridation*. University of York : NHS Centre for Reviews and Dissemination, 2000.
29) Nickerson, R, 1998. 'Confirmation Bias: A ubiquitous phenomenon in many guises.' *Review of General Psychology*, 2(2) : 175-220
30) Pannucci, Christopher J and Edwin G Wilkins. "Identifying and Avoiding Bias in Research." Plastic and reconstructive surgery, 2010, 126. 2 : 619-625. PMC. Web. 28 June 2017.
31) Office of the Prime Minister's Chief Science Advisor and Royal Society of New Zealand. Health effects of water fluoridation: A review of the scientific evidence. Auckland; 2014 [updated 2015] ; Available from: http://royalsociety.org.nz/assets/documents/Health-effects-of-water- fluoridationAug-2014-corrected-Jan-2015.pdf.
32) U.S. Public Health Service. Recommendation for Fluoride Concentration in Drinking Water for the Prevention of Dental Caries. Public Health Rep. 2015 Jul-Aug ; 130(4) : 318–331. Available at
https://www.ncbi.nlm.nih.gov/pmc/articles/PMC4547570/

33) Health Effects of Water Fluoridation An evidence review 2015 (Ireland). Available at http://www.hrb.ie/uploads/tx_hrbpublications/Health_Effects_of_Water_Fluoridation.pdf
34) New Zealand Ministry of Health. Fluoridation questions and answers. *Ministry of Health*. [Online] 06 August 2009. [Cited : 12 January 2017.] http://www.health.govt.nz/fluoridation-questions-and-answers-o
35) Centre for Epidemiology and Research. *2008 Report on Adult Health from the New South Wales Population Health Survey*. Sydney : NSW Department of Health, 2009.
36) California Department of Public Health. Waste. *California Department of Public Health*. [Online] 1996. [Cited: 12 January 2017.] http://www.cdph.ca.gov/programs/Pages/FluorideandWaste.aspx
37) National Health and Medical Research Council. *Australian Drinking Water Guidelines*. Canberra : NHMRC, 2011.
38) National Health and Medical Research Council, 2004. *Water made clear: A consumer guide to accompany the Australian drinking water guidelines 2004*. Canberra : NHMRC.
39) Department of Health and Human Services, 2016. *Annual report on drinking water quality in Victoria 2014–15*. Available at : https://www2.health.vic.gov.au/about/publications/annualreports/201314%20Annual%20report%20on%20drinking%20water%20quality%20in%20Victoria.
40) National Health and Medical Research Council and New Zealand Ministry of Health. Nutrient Reference Values for Australia and New Zealand including Recommended Dietary Intakes. Canberra : NHMRC, 2006.
41) Department of Health and Ageing, National Health and Medical Research Council and Ministry of Health, New Zealand Government. Nutrient Reference Values for Australia and New Zealand. [Online] 2017.
42) The Alfred Hospital/Monash University, 2017. Advice provided on 4 September 2017 by the Professor of Respiratory Medicine, Allergy and Clinical Immunology and the Head of Allergy, Asthma and Clinical Immunology. Melbourne: The Alfred Hospital/Monash University and Professor of Clinical Immunology and Allergy at Royal Melbourne Hospital.
43) *Fluoride*. Martinez-Mier, Angeles E. Journal of Evidence-Based Complementary & Alternative Medicine, 2011, 17(1) : 28-32.
44) Food Standards Australia New Zealand. *The 23rd Australian Total Diet Study*. Canberra : FSANZ, 2011.
45) American Dental Association. *Fluoridation facts*. : ADA, 2005. http://www.ada.org/public/topics/fluoride/facts/
46) Hew-Butler, T, et al (2015). Statement of the Third International Exercise-Associated Hyponatremia Consensus Development Conference, Carlsbad, California, 2015. Clin J Sport Med 25 : 303–320. Available at https://mokean.ru/les/13
47) Food Standards Australia New Zealand. Food Standards Code - Standard 2.9.1 Infant formula products. 2016.
48) Department of Health and Human Services (United States), 2003. *Fluorides, hydrogen fluoride and fluorine*. Washington: Department of Health and Human Services.
49) Guidance on the use of rainwater tanks, Environmental Health Committee (enHealth) of the Australian Health Protection Committee (accessed 22 August 2017)
50) Harris J, 1989. 'The ethics of fluoridation.' Liverpool: British Fluoridation Society. Available at: www.bfsweb.org
51) UNESCO, 2008. Report of the International Bioethics Committee of UNESCO (IBC) on Consent. Available at http://unesdoc.unesco.org/images/0017/001781/178124e.pdf
52) Department of Human Services, 2007. Advice provided by Legal Services Branch regarding the constitutionality of water fluoridation. Melbourne: State of Victoria (unpublished).
53) Public Health Commission Rangapu Hauora Tumatanui, 1994. *Water fluoridation in New Zealand*. Wellington: Public Health Commission.
54) Biological Farmers of Australia, 2008. Advice provided on 30 April regarding organic certification. Chermside : BFA.
55) Australian Organic Ltd. Australian Certified Organic Standard 2013. Australian Organic. [Online] 2013. http://www.austorganic.com/wp-content/uploads/2013/11/ACOS-2013-nal.pdf.

III

フッ化物（2017年改訂）

表の改訂部分

改訂の種類	改訂の詳細	改訂年	版
フッ化物の栄養摂取基準における改訂項目は以下の通り			
0～8歳児における適正摂取量（目安量）	NHMRCは2016年11月21日に栄養摂取基準のフッ化物に関する提言（1992年布告）の14A節の改訂を承認した．	2017年3月	1.1
0～8歳児における許容上限摂取量 すべての栄養摂取基準の改訂にかかわる資料は，最新の科学的知見を反映させたものである	本改正に係る方法論の構成，文献の再調査，結果の要約はオーストラリア政府保健局ならびにニュージーランド保健省によって行われた． https://www.nhmrc.gov.au/guidelinespublications/n35-n36-n37		

更新 1.1：フッ化物についての改訂（2017）

0～8歳児におけるフッ化物の適正摂取量（目安量）（AI）および許容上限摂取量（UL）は1992年のNHMRC決議の14A節に基づいて，2016年11月21日にNHMRCの最高管理責任者によって承認されました．

オーストラリア政府とニュージーランド政府は，むし歯予防のために地域住民レベルでのフッ化物摂取量を調整する公衆衛生政策を進めてきました．中等度と重度の歯のフッ素症の発生に関連する摂取量（許容上限摂取量）を超えることなく，むし歯を予防するのに十分なフッ化物摂取量（適正摂取量）であることが望ましいと考えられています．適正摂取量と許容上限摂取量は日常的なフッ化物の摂取量を基にしており，地域住民レベルでのフッ化物摂取量を評価する際に用いられます．

近年のオーストラリアとニュージーランドにおけるフッ化物摂取量の推計によると，許容上限摂取量の改訂が必要であることを示唆する中等度もしくは重度の歯のフッ素症の広範な発症はみられないものの，かなりの割合の乳幼児および小児においてフッ化物摂取量が2006年に設定された許容上限摂取量を超えるかもしれないことから，フッ化物についての再検討は最優先事項であることが確定されました．本レビューの対象は0～8歳までの乳幼児および小児のフッ化物摂取量の適正摂取量および許容上限摂取量に絞っています．これらの年代に絞ったのは，永久歯の形成期であり，むし歯や歯のフッ素症の影響を受けやすい時期であるためです．

本提言にかかわる文献再検討および結果の要約を含む2017年のテクニカルレポートなどの資料は，資料ページ（resources page）に掲載しています．

0～8歳児におけるフッ化物の適正摂取量および許容上限摂取量の改訂に関する本提言は，現在のオーストラリアにおける飲料水ガイドライン，

ニュージーランドにおける現行の飲料水基準，および歯磨剤からのフッ化物経口摂取にかかる勧告のいずれに対しても何ら影響しません．

9歳以上の小児および成人，妊婦，授乳期の女性における適正摂取量および許容上限摂取量については再検討されず，2006年のオーストラリアおよびニュージーランドの栄養摂取基準に変更はありません．乳幼児と8歳までの小児について改訂された適正摂取量および許容上限摂取量について発表しました．

背　景

フッ化物はわれわれの口にする食品や飲料にも天然に含まれており，人体を構成している標準的な物質のひとつです．骨や歯に含まれるフッ化物の濃度は，体液および軟組織の約10,000倍です（Bergmann and Bergmann 1991;1995）．人体のフッ化物の99%近くは石灰化組織に強く結合しています．骨中のフッ化物は，迅速に，かつ緩やかに交換し得るプールのような状態で貯蔵されているようです．

フッ化物は食品や飲料水（フロリデーションの有無に関わらず），フッ化物配合歯磨剤，サプリメントなどから摂取されています．しかし，食品からのフッ化物の摂取量はほんのわずかです．フッ化物の摂取不足と摂取過多はどちらも歯の健康に影響します．フッ化物の摂取不足はむし歯（う蝕）の増加と関連しており，歯の形成期におけるフッ化物の過剰摂取は歯のエナメル質の形成不全を引き起こします（歯のフッ素症）．

歯の形成期中に全身応用されるフッ化物は，フルオロアパタイトとしてエナメル質中に取り込まれます．そして，エナメル質中のフルオロアパタイトは，その結晶構造を改善して，エナメル質の酸による溶解や脱灰に対する抵抗性を付与します．一方，フッ化物の過剰摂取は，歯の形成期における結晶化を阻害し，微細な孔ができることによる歯の審美的変化を伴う歯のフッ素症の基盤となります（Aoba 1997, Fejerskovら 1994, Aoba and Fejerskov 2002）．オーストラリアとニュージーランドでは中等度の歯のフッ素症でさえ一般的ではなく，重度の歯のフッ素症はきわめて稀です．また，長期間継続して非常に高濃度のフッ化物を過剰に摂取すると，骨フッ素症や骨折を引き起こす可能性があります．しかしながら，オーストラリアでは今までそれらの症例は一切報告されていません（Jackら．2016）．

エナメル質表面に存在するフッ化物は，フッ化カルシウムを形成します．むし歯の前提となる動的過程である脱灰と再石灰化のバランスを変化させるために迅速なフッ化物の出し入れが行われるのです（Aoba 1997, Fejerskovら 1994, Aoba and Fejerskov 2002）．

むし歯は予防可能な疾患であるにも関わらず，オーストラリアとニュージーランドでは小児と成人における有病率は大変高くなっています．また，むし歯はありふれた小児感染症であり，健康面での重大な負担となっています（Do and Spencer 2016）．水道水フロリデーションは，むし歯を予防できるレベルまでフッ化物濃度を上昇させることによって，小児および成人におけるむし歯を26〜44%減少させることを目的としています（Jackら 2016）．

2017年の0～8歳の基準体重データ

0～8歳のフッ化物の適正摂取量（AI）と，許容上限摂取量（UL）は2017年に改訂されました．基準体重は，0～6カ月で6 kg，7～12カ月で9 kg，1～3歳で12 kg，4～8歳で22 kgと改訂され，栄養摂取基準は1日あたりのフッ化物量（mg）として表しています．

1～3歳の幼児と小児（平均体重12 kg）に関しては，最近のアメリカ合衆国の基準体重のデータ（IOM 2005）が使われていますが，それはオーストラリアとニュージーランドでは適切で利用可能なデータがなかったからです．

オーストラリアとニュージーランドの4～8歳の小児に関しては，2011～2012年のオーストラリアの健康調査（AHS）と2011～2012年のニュージーランドの健康調査（ABS 2014）を引用しており，4～8歳の小児の平均体重はおおよそ22 kgになっています．

ライフステージと性別ごとの推奨量

乳幼児期と小児期

年齢	適正摂取量
0～6カ月*	―
7～12カ月*	0.5 mg/日 [#]
1～3歳*	0.6 mg/日
4～8歳*	1.1 mg/日

*0～8歳までのフッ化物の適正摂取量と許容上限摂取量は2017年に改訂されました．2017年の栄養摂取基準では，0～8歳の乳幼児・小児のフッ化物摂取量をmg/日で表し，体重は以下の値を参照しています．0～6カ月で6 kg，7～12カ月で9 kg，1～3歳で12 kg，4～8歳で22 kg．
[#] 小数点以下は四捨五入しています．

解説：乳幼児と小児の適正摂取量を設定する目的は，フッ化物を十分に摂らないことによってむし歯の罹患リスクの増大を防ぐために，情報を提供することです．

適正摂取量は，生後6カ月未満の乳児には設定されていません．科学的根拠に関する再検討では，生後6カ月未満のフッ化物摂取によるむし歯の減少といった予防効果を見い出せませんでした．また，この点は1997年の米国医学研究所（IOM）による見解に沿っており，米国歯科医師会の「Council on Scientific Affairs: 科学的問題評議会（2011年）」における提言―生後6カ月未満の乳児ではフッ化物の予防効果は確立されていない―でも支持されています．このことによる乳児用調製粉乳の組成に影響はありません．

6カ月から8歳までの適正摂取量（AI）：

水道水フロリデーション（約1mgF/L）を行っている地域では，むし歯の有病率と重症度の減少が認められることが，世界中の多数の疫学調査によって確認されています（Murrayら1991, McDonaghら2000, Rugg-Gunn and Do 2012）．ほぼ最大のむし歯予防効果をもたらす状況下では，食事からの1日あたりの平均フッ化物摂取量は約0.05 mg/kgで，上記の適正摂取量0.05 mg/kg体重/日は，6カ月の乳児から8歳までの小児のむし歯の減少に明らかに関連する摂取量であろうと再確認されました．

学童期と青年期

年齢	適正摂取量
男性	
9～13歳	2.0 mg/日
14～18歳	3.0 mg/日
女性	
9～13歳	2.0 mg/日
14～18歳	3.0 mg/日

解説：9～18歳の適正摂取量は2017年版では改訂

されていません．小児の適正摂取量は 0.05 mg/kg/日の必要量に基づいており，基準体重は 9 〜 13 歳で 40 kg，14 〜 18 歳で 64 kg，14 〜 18 歳の女子で 57 kg とし，調整されています．サプリメントによるフッ化物の補充的な摂取が，フロリデーションが行われていない地域の小児に必要かもしれません（Burt 1992）．

成人期

年齢	適正摂取量
男性	
19 〜 30 歳	4 mg/ 日
31 〜 50 歳	4 mg/ 日
51 〜 70 歳	4 mg/ 日
> 70 歳	4 mg/ 日
女性	
19 〜 30 歳	3 mg/ 日
31 〜 50 歳	3 mg/ 日
51 〜 70 歳	3 mg/ 日
> 70 歳	3 mg/ 日

解説：成人の適正摂取量は 2017 年版では改訂されていません．成人の適正摂取量は 0.05 mg/kg/日の必要量に基づいており，基準体重は男性が 76 kg，女性が 61 kg で調整されています．

妊娠期

年齢	適正摂取量
14 〜 18 歳	3 mg/ 日
19 〜 30 歳	3 mg/ 日
31 〜 50 歳	3 mg/ 日

解説：妊婦の適正摂取量は 2017 年版では改訂されていません．妊婦のフッ化物の必要量は妊娠していない女性の必要量よりも多いという科学的根拠はありません．

授乳期

年齢	適正摂取量
14 〜 18 歳	3 mg/ 日
19 〜 30 歳	3 mg/ 日
31 〜 50 歳	3 mg/ 日

解説：授乳中の適正摂取量は 2017 年版では改訂されていません．妊娠期のフッ化物の代謝に関する研究はありません．母乳中のフッ化物の濃度はとても低く，母親が飲む飲料水のフッ化物の濃度にほとんど影響されません．適正摂取量は妊娠，授乳の有無によって変わりません．

許容上限摂取量（UL）－フッ化物

乳幼児期と学童期

年齢	許容上限摂取量
0 〜 6 カ月*	1.2 mg/ 日
7 〜 12 カ月*	1.8 mg/ 日
1 〜 3 歳*	2.4 mg/ 日
4 〜 8 歳*	4.4 mg/ 日

* 0 〜 8 歳におけるフッ化物の適正摂取量と許容上限摂取量は 2017 年に改訂されました．0 〜 8 歳の乳幼児・小児に対する 2017 年の栄養摂取基準におけるフッ化物が mg/ 日で表されるとき，体重は以下の値を用います．
0 〜 6 カ月で 6 kg，7 〜 12 カ月で 9 kg，1 〜 3 歳で 12 kg，4 〜 8 歳で 22 kg．

解説：許容上限摂取量を定める目的は，それ以上摂取すると重度の歯のフッ素症のリスクが上がるという基準を示すことです．0 〜 8 歳の乳幼児ではフッ化物の許容上限摂取量は，エナメル質減形成を伴った重度の歯のフッ素症を発症するエンドポイントに基づいた場合，0.20 mg/kg/ 日です．許容上限摂取量は，フッ化物摂取量の 95 パーセンタイル値（摂取の多い者の代表値）とフッ化物含有飲料水中の理論上のフッ化物イオン濃度 1.9 mg/L（これを超えると重度の歯のフッ素症を発症する可能性が高くなる）に基づいています．永久歯のエナメル質形成期において，9 歳以上ではフッ化物の摂取が歯の発育に影響を与えることはありません．

0 〜 6 カ月の上限：0 〜 6 カ月児の上限摂取量は，人工栄養児（乳児用調製粉乳摂取）と混合栄養児に焦点を当てています．これは先行研究により，母乳のフッ化物濃度は低く，その年齢の母乳栄養児のフッ化物摂取量が上限摂取量を超えていないと確認されているからです．1 日のフッ化物摂取量（mg/

日）を表す際，0～6カ月児の体重の平均値には6 kgを用います．

オーストラリアとニュージーランドで市販されている乳児用調製粉乳には，ごく微量のフッ化物が含まれています（0.07 mg/kgと報告されています．Cliffordら 2009）．乳児用調製粉乳にフッ化物含有量に関して表示する際のガイドラインが，オーストラリア・ニュージーランド食品基準規定により制定されています．フッ化物濃度を製品のラベルに表示するのは，調合前の粉末あるいは濃縮された製品の場合には17 μg/100 kJを超える場合，または，そのまま飲める状態の乳児用調製粉乳製品の場合で0.15 mg/100 mL（フッ化物濃度1.5 mg/L）を超える場合です．このラベル表示は，乳児用調製粉乳の消費が歯のフッ素症の原因になる可能性を示し，さらに医師や他の保健専門職に歯のフッ素症のリスクについて相談することを推奨しています（FSANZ 2016）．

学童期と青年期

年齢	許容上限摂取量
9～13歳	10.0 mg/日
14～18歳	10.0 mg/日

成人期

	許容上限摂取量
男性	10.0 mg/日
女性	10.0 mg/日

妊娠期

	許容上限摂取量
全年齢	10.0 mg/日

授乳期

	許容上限摂取量
全年齢	10.0 mg/日

解説：9歳以上の許容上限摂取量は2017年改訂時には論じられていません．許容上限摂取量は中等度の歯のフッ素症に基づいて定めています．幼児と8歳以下の小児の最小毒性量（LOAEL）は地域研究に基づき0.10 mg/kgと定めています（Dean 1942, FNB:IOM 1997）．有害作用は機能的というよりも審美的なものであるため，不確実係数は1が適用されました．9歳以上の小児や成人では，フッ化物摂取と骨フッ素症との関連性に基づく最大無毒性量（NOAEL）10 mg/日から定めています（FNB:IOM 1997, Leoneら 1954, 1955, McCauley & McClure 1954, Schlesingerら 1956, Sowersら 1986, Stevenson & Watson 1957）．このレベルのフッ化物摂取では，骨フッ素症が生じないので，不確実係数は1を選択しました．また，妊娠期や授乳期に感受性が高まることを示すデータは存在しないため同じ許容上限摂取量が適用されました．

参考文献

(1) Australian Bureau of Statistics 2014. Ideal body-weights (calculated), customised report, Commonwealth of Australia Bergmann KE, Bergmann RL. Salt fluoridation and general health. Adv Dent Res 1995, 9 : 138-143.

(2) Bergmann RL, Bergmann KE. Fluoride nutrition in infancy - is there a biological role of fluoride for growth? In: Chandra RK, ed. Trace elements in nutrition of children II. Nestle Nutrition Workshop Series, Vol. 23. New York : Raven Press, 1991, p.105-117.

(3) Burt BA. The changing patterns of systemic fluoride intake. J Dent Res 1992, 71: 1228-1237.

(4) Chowdhury NG, Brown RH, Shepherd MG. Fluoride intake of infants in New Zealand. J Dent Res 1990, 69 : 1828-1833.

(5) Clifford H, Olszoury H, Young M, Hegart J, Cross M 2008. Flouride content of powdered infant formula meets Australian Food Safety Standards, Aust NZ J Public Health, 33(6) : 573-576.

(6) Dabeka RW, Karpinski KF, McKenzie AD, Bajdik CD. Survey of lead, cadmium and fluoride in human milk and correlation of levels with environmental and food factors. Food Chem Toxicol 1986, 24 : 913-921.

(7) Dean HT. The investigation of physiological effects by the epidemiological method. In : Moulton FR, ed. Fluorine and dental health. Washington, DC: American Association for the Advancement of Science, 1942. p.23-31.

(8) Food and Nutrition Board: Institute of Medicine. Dietary Reference Intakes for calcium, phosphorus, magnesium, vitamin D and fluoride. Washington DC : National Academy Press, 1997.

(9) Leone NC, Shimkin MB, Arnold FA, Stevenson CA, Zimmerman ER, Geiser PB, Lieberman JE. Medical aspects of excess fluoride in a water supply. Publ Hlth Rep 1954, 69 : 925-936.

(10) Leone NC, Stevenson CA, Hilbish TF, Sosman MC. A roentgenologic study of a human population exposed to high-fluoride domestic water: a ten-year study. Am

J Roentg 1955, 74 : 874-885.
(11) McCauley HB, McClure FJ. Effect of fluoride in drinking water on the osseous development of the hand and wrist in children. Pub Hlth Rep 1954, 69 : 671-683.
(12) Ministry of Health. No date. Frequently Asked Questions about Fluoridation
http://www.moh.govt.nz/moh.nsf/wpg_Index/About-Fluoridation and http://www.moh.govt.nz/moh.nsf/0/de19679af662e1d0cc256e3e0071744a? Open Document.
(13) Schlesinger ES, Overton DE, Riverhead LI, Chase HC, Cantwell KT. Newburgh-Kingston caries-fluorine study XIII. Pediatric findings after ten years. J Am Dent Assoc 1956, 52 : 296-306.
(14) Silva M, Reynolds EC. Fluoride content of infant formulae in Australia. Aust Dent J 1996, 41 : 37-42.
(15) Sowers M, Clark MK, Jannausch ML, Wallace RB. A prospective study of bone mineral content and fractures in communities with differential fluoride exposure. Am J Epidemiol 1991, 133 : 649-660.
(16) Stevenson CA, Watson AR. Fluoride osteosclerosis. Am J Roentg Rad Ther Nucl Med 1957, 78 : 13-18.

Ⅳ 水道水フロリデーション　質問と回答

1．オーストラリアのフロリデーション	31
1.1　オーストラリアにおけるフロリデーションの実施状況は？	31
1.2　居住地域でフロリデーションが実施されているかどうかを知る方法は？	31
1.3　フロリデーションは国の口腔保健計画の一部ですか？	32
1.4　ヴィクトリア州政府のフロリデーション政策の内容はどのようになっていますか？	32
2．むし歯	33
2.1　むし歯とは？	33
2.2　むし歯になるとどうなるでしょうか？	33
2.3　むし歯の数量的評価方法は？	33
2.4　むし歯は深刻な病気でしょうか？	34
2.5　口腔の健康と全身の健康とは関連しますか？	34
2.6　健康な歯を守るためにどのような方法がありますか？	34
2.7　歯科医師はフッ化物錠剤を勧めていますか？	35
3．技術的情報について	35
3.1　フッ化物とは？	35
3.2　フッ化物にはむし歯予防以外にどんな用途がありますか？	36
3.3　フッ化物は化学肥料からの副産物として産出されるのですか？	36
3.4　フロリデーションに用いられるフッ化物の種類は？	37
3.5　フロリデーションにおける最適なフッ化物イオン濃度はどれくらいですか？	38
3.6　水道水に加えられたフッ化物は医薬品として登録義務がありますか？	38
3.7　フッ化物によるむし歯予防の仕組み（作用機序）は？	39
3.8　フッ化物によって水道水の味は変わりますか？	40
3.9　家庭用浄水器によってフッ化物は除去されますか？	40
3.10　水道水中のフッ化物イオン濃度の監視方法は？	40
3.11　フロリデーションに用いるフッ化物に不純物が含まれていますか？	40
4．フロリデーションの調査研究	42
4.1　フロリデーションに関して適切な調査研究が行われてきていますか？	42
4.2　どんな研究でも同じ意味を持ちますか？	42
4.3　もっとも信頼できる科学的証拠（エビデンス）とは？	43
4.4　ヴィクトリア州保健福祉部はフロリデーションに関する最新の研究結果を把握していますか？	44
4.5　フロリデーションの恩恵について，小児と成人の両方について調査が行われていますか？	44
5．健康との関連性	46
5.1　フロリデーションに関連する健康への心配がありますか？	46
5.2　歯のフッ素症	46

5.3	アレルギー	47
5.4	骨フッ素症	48
5.5	骨粗鬆症，関節炎，骨折	48
5.6	ガン	48
5.7	甲状腺	50
5.8	ヨード欠乏症	50
5.9	脳機能障害	51
5.10	腎疾患	52
5.11	摂取したフッ化物は体内に蓄積しますか？	52
5.12	フロリデーション地区で暮らすとフッ化物の取り過ぎになることがありますか？	52
5.13	乳児用調製粉乳をフロリデーション水で溶いて飲ませることは安全ですか？	53
5.14	妊婦や授乳中の母親がフロリデーション水を飲用することは安全ですか？	54
6.	**フッ化物と環境**	**54**
6.1	フロリデーションは環境を汚染しますか？	54
6.2	フロリデーションの実施方法を策定する際に，空気中に含まれているフッ化物は考慮されていますか？	55
7.	**世界におけるフッ化物利用**	**56**
7.1	オーストラリア以外でフロリデーションを実施している国はありますか？	56
7.2	米国でもフロリデーションが実施されていますか？	56
7.3	英国でもフロリデーションが実施されていますか？	57
7.4	水道水以外でフロリデーションを実施する方法はありますか？	57
7.5	ヨーロッパではフロリデーションが禁止されていますか？	57
7.6	スイスのバーゼル市でフロリデーションが中止になった理由は何ですか？	57
8.	**倫理面**	**58**
8.1	ヴィクトリア州福祉部がフロリデーションの議論に参加しない理由は？	58
8.2	フロリデーションに関して住民投票を行わない理由は？	58
8.3	フロリデーションの実施は個人の選択に任せるべきではないのでしょうか？	59
8.4	フロリデーションは集団投薬ですか？	59
8.5	フロリデーションは憲法に違反しますか？	59
8.6	フロリデーションはヴィクトリア州「人権と責務の憲章」に則っていますか？	60
8.7	フロリデーションは法律で保護されていますか？	60
8.8	フロリデーションは倫理的ですか？	60
9.	**費　用**	**61**
9.1	フロリデーションは費用対効果の高い方策ですか？	61
9.2	フロリデーションは，歯科治療費節減のためだけで，人々の福祉との関連性はありませんか？	61
9.3	不良な食習慣や口腔衛生状態のような歯の健康を脅かす原因への取り組みに，公的資金が直接投資されていない理由はなぜですか？	61
9.4	フロリデーションが効果的だというのに，いまだに多くの歯科医師を養成している理由はなぜですか？	62
文　献		63
追加情報		68
推奨機関と団体		68

1. オーストラリアのフロリデーション

1.1 オーストラリアにおけるフロリデーションの実施状況は？
（→最新情報は Part I の図 1 参照のこと）

- オーストラリア初のフロリデーションは，タスマニア州のビーコンズフィールドで 1953 年に開始されました[1]．現在，フロリデーションはオーストラリア人の 80％以上に普及しています[2〜4]．

- クイーンズランド州保健部は，2009 年末までに約 80％の州民がフロリデーション水を飲むことができるように政策を実行すると公表しました（2007 年末）[5]．州都ブリスベンでは 2008 年末にフロリデーションが開始されました[2]．

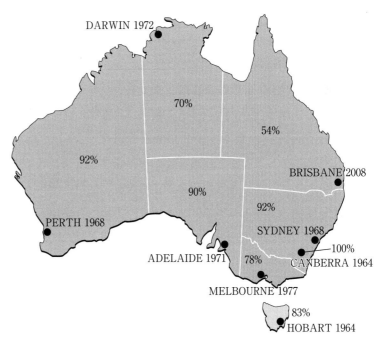

（国立保健医学研究会議，2007 ならびにクイーンズランド州保健部，2008 より）

図 1　オーストラリア州におけるフロリデーションの開始年と 2009 年 1 月現在の州 / 行政府におけるフロリデーション給水人口の割合

1.2 居住地域でフロリデーションが実施されているかどうかを知る方法は？

飲用水がフロリデーション水であるかどうか地方水道局に確認したり，ヴィクトリア州保健福祉部のフロリデーション WEB サイトにアクセスして，[Fluoride by postcode（郵便番号によるフロリデーション検索）] 機能を利用するなどの方法で調べることができます．

（http://www.health.vic.gov.au/environment/fluoridation）

1.3 フロリデーションは国の口腔保健計画の一部ですか？

オーストラリアには国家口腔保健計画があり，すべての州と準州，そして政府によって推奨されています．「Healthy Mouths Healthy Lives 計画（2004～2013年オーストラリア口腔保健計画）」の目的は，口腔の健康状態を改善し，口腔疾患のリスクを減らすことによって，オーストラリア国民全体の保健と福祉を向上させることにあります[6]．この計画は，すべてのオーストラリア人が生涯にわたってより多くの歯を保持したり，全身の健康の一部として良好な口腔の健康を保ったり，低コストで良質な口腔保健サービスを受けることの支援を目的としています[6]．

本計画の到達目標の一つに，オーストラリアにおいて人口1,000人以上の全ての地域でフロリデーションが実施されることを掲げています[6]．

1.4 ヴィクトリア州政府のフロリデーション政策の内容はどのようになっていますか？

「Healthy Mouths Healthy Lives 計画（2004～2013年オーストラリア口腔保健計画 1.3節参照）」の加盟州としてヴィクトリア州政府の政策は，ヴィクトリア州の郡部や未だフロリデーションの恩恵を受けていない地域に，公衆衛生手段として重要なフロリデーションを普及していくことにあります．2004年以降，ヴィクトリア州政府はフロリデーションを拡大するために1,670万ドルを支出しています．

2008年5月8日にブランビー州首相によって施行された，A Fairer Victoria（より公平なヴィクトリア州）2008計画は，弱者支援を呼びかけて参加を促進するための包括的な政策の実行計画でした[7]．本計画は健康的な市民と強力な社会に委ねられ継続され，活動全体では10億ドル以上の投資が行われています[7]．

この計画の一環として，ヴィクトリア州の都市部と農村部の子どもに認められる歯の健康格差を縮小するため，ヴィクトリア州の主な地方と地域センターにおいて，フロリデーションが一層拡張される予定となっています[7]．

The Health (Fluoridation) Act 保健（フロリデーション）法（1973）では，水道課にフロリデーションの開始を指示する権限のある社会福祉部の長官の配置を定めています[8]．フロリデーション・ガイドライン（更新版）において，安全かつ効果的なフロリデーションの給水を保証するためのフロリデーション施設の要件を細かく明記しています[9]．

2. むし歯

2.1 むし歯とは？

むし歯（う蝕）とは，細菌の産生した酸により生じる歯の実質欠損（う窩）です[10]．口腔内細菌が砂糖含有食品を分解する際に酸が産生されます[10]．この有機酸により歯を構成しているカルシウムやリン酸塩が溶出されて脱灰が進行して，その結果，歯に実質欠損を来します[10]．

2.2 むし歯になるとどうなるでしょうか？

下の写真は左側が健全歯列，右側がむし歯に罹患している歯列を示しています．上段の写真は乳歯，下段の写真は永久歯です．

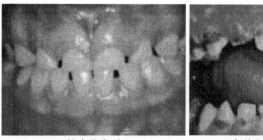

健全乳歯列　　　　　多数歯う蝕の乳歯列

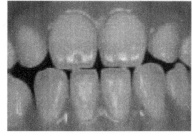 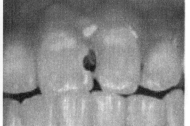

健全永久歯列　　　　前歯部隣接面う蝕の永久歯列

（写真提供：M Morgan 教授（メルボルン大学））

図2　健全歯列とむし歯罹患歯列

2.3 むし歯の数量的評価方法は？

むし歯の罹患状態を数量化する際に最もよく用いられる評価方法は，DMFT/dmft 指数と呼ばれる指標です[3]．この方法は，未処置むし歯（Decayed teeth），むし歯由来の喪失歯（Missing teeth），むし歯が原因で処置された歯（Filled teeth）の本数を合計します[3]．永久歯については DMFT，乳歯については dmft と表記します．DMFT 指数の範囲は 0 から 32 で，dmft は 0 から 20 となります[3]．
（4.5 節に，オーストラリアのヴィクトリア州の 12 歳児の DMFT 値について述べていますので参照して下さい）

2.4 むし歯は深刻な病気でしょうか？

むし歯になると，疼痛はもとより，歯神経を介して膿瘍や顔面腫脹，また全身の臓器に感染症を引き起こす可能性があります[11]．これらの歯科疾患継発症や歯性病巣感染はとても深刻で，生命を脅かしかねません[11]．

2007〜2008年にヴィクトリア州で，全身麻酔下でむし歯治療を必要とした10歳未満児は，2歳児の207名，4歳児の835名を含む，4,400名を超えました[12]．ヴィクトリア州で，10歳未満の全身麻酔下でむし歯治療を必要とした患者数は，フロリデーション実施地区に比べ未実施地区の方が2倍の多さでした[12]．

むし歯に罹患した結果として，時間，費用，疼痛や恐怖といった面から犠牲を強いられることになります[6, 13]．いったん，むし歯を修復しても歯は脆弱化し，再治療が必要になるでしょう[14]．

2.5 口腔の健康と全身の健康とは関連しますか？

口腔の健康は，全身の健康や健やかで質の高い人生を送るための基盤となります[6]．健康な口腔によって，摂食，会話，ならびに疼痛や不快感，気後れを伴うことなく社会生活を送ることができます[6]．

II章の図1（9頁参照）には，口腔の健康と全身の健康との関連，ならびに口腔疾患に関連する社会的，経済的要因を示しています．

疼痛はもとより，むし歯は歯髄炎から根尖病巣を形成して，膿瘍や顔面腫脹に至る歯科感染症や歯性病巣感染を引き起こす可能性があります[11]．これらの歯科疾患継発症はとても深刻であり，生命を脅かしかねません[11]．

歯性病巣感染や歯周疾患は，アテローム性動脈硬化症（血管壁の肥厚）や心疾患のような全身疾患とも関連しています[6]．最近の研究では，歯肉の健康状態が悪いと，糖尿病患者は血糖値を正常に保つことが困難になることが示唆されています．その因果関係は未だに明らかになっていません[15, 16]．おそらく歯周疾患を誘発する血中の化学的な変化で生じる何らかの物質が，糖尿病を増悪させる要因となるのかもしれません[15, 16]．

2.6 健康な歯を守るためにどのような方法がありますか？

健康な歯を守るためには，健康的な食事，良好な口腔清掃，フッ化物配合歯磨剤の有効利用や定期歯科健診の組み合わせが必要となります[17]．フロリデーション水を飲用すると，より一層，むし歯予防の手助けとなります．また，フロリデーションは万人が平等にフッ化物による恩恵を受けることができる安全かつ有効な方法です[18]．

2.7 歯科医師はフッ化物錠剤を勧めていますか？

対象地域がフロリデーションされているかどうかに関わらず，フッ化物錠剤は以下の理由によって勧められません[18〜20]．

- 口腔衛生状態が良好で健康的な食生活を送っている，むし歯のリスクの低い子どもには，フッ化物錠剤を服用する必要はありません．
- 普段の歯磨きの際に，きちんとフッ化物配合歯磨剤を使用している人々はフッ化物錠剤の付加的効果はほとんどありません（あってもわずかです）．
- フッ化物錠剤の服用忘れや，逆に過剰に摂取する人がよく見られます．
- 明らかな恩恵がないばかりか，歯のフッ素症のリスクの増加となります．動物実験の結果，一度にフッ化物を摂取すると，1日に何回かに分けて同量のフッ化物を摂取する場合に比べて，歯のフッ素症のリスクが高まる傾向にあることが示されています．

(5.2節の歯のフッ素症についての議論を参照して下さい)

3. 技術的情報について

3.1 フッ化物とは？

フッ化物は地球の地殻中に豊富に存在しているので，岩石や土壌に含まれています[21]．フロリデーションに使われているフッ化物は岩石から取り出されたものです[21]．

フッ化物は岩石や土壌中に含まれているので，川の水や海水といったすべての水源にフッ化物が含まれています[22]．海水にはフロリデーションに使われる水と同程度の濃度（約 1.3 mg/L）のフッ化物が含まれています[22]．

飲料水中の天然由来フッ化物濃度は，水が通過する土壌や岩石のタイプに依存しています[21]．地表水のフッ化物濃度は一般的に低く 0.1〜0.5 ppm，それに対して井戸水では，岩石がフッ化物を豊富に含んでいる構造をしている場合にかなり高く 1.0〜10.0 ppm となります[21]．アフリカのとある塩分の豊富な湖では，なんと最高 2,800 ppm のフッ化物濃度が自然に存在しています[22]．

実際あらゆる食物には微量のフッ化物が含まれています[19, 21]．比較的高濃度の例として，お茶の木にはフッ化物が含まれており，乾燥茶葉にも高濃度のフッ化物が含まれています[21]．

(至適フッ化物水準に関する議論については，3.5節を参照して下さい)

3.2 フッ化物にはむし歯予防以外にどんな用途がありますか？

フッ化物はむし歯予防だけでなく，様々な化合物を作り，各フッ化物には各々異なる用途があります．重要なものとしては以下の例が挙げられます[21]．

フッ化カルシウム CaF_2：主成分としてフッ化物を含有し，工業用の無機化合物です．金属やガラス，エナメル（陶器の上薬）製造の融剤として使われ，またフッ化水素酸やフッ化水素の製造の原材料として使われています．さらに，アルミニウム製造過程における酸素とアルミナの分離のための電解質としても使われています．

フッ化ナトリウム NaF：フロリデーションに使われる化合物の一つです．ガラスや陶器上薬の製造にも用いられていて工業的に幅広い用途があります．

フッ化水素 HF：フッ化カルシウムから作られる重要な工業用化合物であり，人工氷晶石やフッ化アルミニウム，車のガソリンのアルキル化やクロロフルオロカーボン（いわゆるフロン）の製造に主に使われています．石油化学製品の製造過程だけではなく，他にも半導体の表面加工や，ガラス表面の清掃および加工，レンガやアルミニウムの清掃，革のなめしなどにも使われています．

フルオロアパタイト $Ca_3(PO_4)F$：化学肥料産業におけるリン酸の供給源として使われる重要な化合物で，カルシウムとフッ化物とリン酸を含んでいる鉱物です．化学肥料を作る際に粉砕された岩石や土壌からフッ化物が抽出され，これがフロリデーションなどいろいろな用途に使われます[23]．

3.3 フッ化物は化学肥料からの副産物として産出されるのですか？

フッ化物は自然の岩石，土壌，空気や水に存在しています[21]．

フルオロアパタイトは岩石中に含まれている鉱物で，カルシウム，フッ化物，リン酸から構成され，一般的には化学肥料の原材料鉱物として使用されています[21]．化学肥料の精製過程において岩石からリン酸塩を取り出す際にフッ化物が分離され，純化工程も追加されます．この工程の間に生じたフッ素ガスが液体やパウダー状に変化します[24]．この変化させる過程では，ある種のガス洗浄装置が用いられます[24]．

このガス洗浄装置はフッ素ガスの大気汚染を防ぐ目的でも使われています．岩石からフッ化物を集める時にも同じガス洗浄装置を使っているので，フッ化物は汚染物質に違いない，と思っている人もいますが，それは間違いです[25]．

フッ化物は化学肥料製造過程において生成されるもので，汚染物質ではなく，むしろこの過程における副産物なのです[23]．もしこの過程において，フロリデーションの目的でフッ化物が抽出されて

いないとしたら，フッ化物はリン酸化学肥料に含有されたままなのです．しかしオーストラリアにおいては，フロリデーションがすでに広範囲に普及しているので，リン酸化学肥料精製過程でフッ化物は抽出されることになっています[24]．

(3.1節と3.2節に，フッ化物とは何か，またその用途について述べていますので参照して下さい)

3.4 フロリデーションに用いられるフッ化物の種類は？

国立保健医学研究会議（NHMRC）はフロリデーション用に3種の化合物を推奨しています．フッ化ナトリウム（NaF），ケイフッ化ナトリウム（Na_2SiF_6），そしてケイフッ化水素酸（H_2SiF_6）です[3]．表1にそれぞれの化合物と化学式，別名および性状を要約します[26〜28]．

表1　フロリデーション用フッ化物名，化学式，化学名と形状

化合物の名称	化学式	俗　称	化合物の形態
フッ化ナトリウム	NaF		粉　末
ケイフッ化ナトリウム	Na_2SiF_6	6フッ化ケイ素ソーダ 6フッ化ケイ素次ソーダ ケイフッ化ソーダ	粉　末
ケイフッ化水素酸	H_2SiF_6	6フッ化ケイ素酸 ケイフッ化水素酸 フッ化ケイ素酸	溶　液

（米国水道協会，2006．より）[26〜28]

これらのフッ化物はコントロールされた方法で水道水に加えられ，水中で分離しフッ化物イオンとなります．岩石から自然に吸収されたフッ化カルシウムも同じ方法で分離されます[23]．

NHMRCに承認される条件として，水道水に加えられるどの化学物質も，推奨された最大濃度において体に有害であってはなりません[29]．

NHMRC「オーストラリアフロリデーションの手引き（ガイドライン）」には，水道水における健康に基づいた微生物学的，化学的，放射線学的な性質についての基準値を設定しています[29]．ここでいう健康に関連した基準値とはWHOが健康保持のために発表した推奨値に基づいたものです[29]．

その「ガイドライン」はオンラインでも閲覧可能です．
(http://www.nhmrc.gov.au/publications/synopses/eh19syn.htm.)

3.5 水道水フロリデーションにおける最適なフッ化物濃度はどのくらいですか？

フロリデーションにおける最適なフッ化物濃度については，国立保健医学研究会議（NHMRC）によって設定されたもので，最高気温の平均値と，水道水以外の飲食物，歯科用品，その他環境物質からのフッ化物摂取量の推定値が考慮されています[3, 22]．ヴィクトリア州では最適なフッ化物濃度は 1.0 ppm（100万分の1）に設定されています[3]．濃度の比較として例をあげると，一般的なフッ化物配合歯磨剤には 1,000 ppm のフッ化物が入っています．つまりフロリデーションにおける水道水中フッ化物濃度の 1,000 倍の濃度ということになります．

3.6 水道水に加えられたフッ化物は医薬品としての登録義務がありますか？

国立保健医学研究会議（NHMRC）に承認された化合物でオーストラリアにおいて認可されているものはフッ化ナトリウム（NaF），ケイフッ化ナトリウム（Na_2SF_6），およびケイフッ化水素酸（H_2SiF_6）です[3]．

オーストラリアでは政府の医薬品管理局（TGA）が医薬品の質や安全性，効果の妥当性を管理する責任を持っています[30]．むし歯予防を目的としている物質であること，また薬物毒物登録基準に定められたものでない場合，TGA はフッ化物を医薬品として登録する必要はないとしています．標準的なフッ化物配合歯磨剤や上水道に調整添加するフッ化物がこれに相当しています[31, 32]．

2006 年，国立保健医学研究会議，オーストラリア政府健康加齢局，およびニュージーランド健康省は，フッ化物を"栄養素"の一つとして位置付け，「オーストラリア人及びにニュージーランド人における栄養摂取基準」の項目に採用しました[33]．その中で，「むし歯予防の役割において，フッ化物は人間の健康にとって必要不可欠なものとして分類されています」と記載されています．

3.7 フッ化物によるむし歯予防の仕組み（作用機序）は？

フッ化物がむし歯を予防するには主に３つの作用機序があります．それぞれの作用は下記の通りで，その要約を表２に示します．

表２　フッ化物の作用機序

作用部位	摂取経路	主作用	萌出前/後	作用様式
形成中の歯の構造に組み込まれる	胃から吸収	結晶構造の改善－酸抵抗	萌出前	全身作用
唾液中へ循環	胃から吸収	再修復	萌出後	局所作用
食事や飲用時に歯表面へ作用	生体吸収前	再修復	萌出後	局所作用

（WHO, 1994 & 2002）[19, 27]

１番目の作用は，顎骨内において萌出前の歯の形成期に起こります．フッ化物を含んだ飲食物を摂取すると，フッ化物は胃腸管から吸収され形成中の歯に取り込まれます[10]．フッ化物を取り込んだ歯は，酸による侵襲に対してより強い抵抗性を示すようになります．そこで，歯が萌出した後，砂糖を含んだ飲食物を摂取すると生ずる酸による脱灰に対してより耐えることができるのです[10]．

２番目の作用は，フッ化物を含む飲食物を摂取し，フッ化物が胃腸管から吸収され唾液腺を経由し唾液中に循環してから起こります[34]．フッ化物を含んだ唾液は長時間にわたり歯を覆い，脱灰の始まっていた歯の再石灰化を促進するわけです．このフッ化物の恩恵は局所作用として起こりますが，フッ化物を摂取した後に生ずる作用です[34]．

３番目の作用は，フッ化物を含む飲食物を摂取している時に，飲食物と歯が接触している時に起こります[10]．

フッ化物は歯の再石灰化を促進し脱灰を抑制することによって，摂取後すぐに恩恵をもたらします[10]．この作用は局所的なものです[10]．

２番目と３番目の作用は，口腔内に歯が萌出した後に生じます．

酸が歯の構造を部分的に脱灰することによってむし歯は発生します．その酸は口腔内に存在する細菌の働きによって，糖を分解して作られます[10]．

フッ化物は酸の産生量を抑えることができますし，歯の不可逆的破壊（臨床医的う窩）が起こる前ならば，脱灰部分を再修復することも可能です[23]．口腔内への低濃度のフッ化物の断続的な供給がこの効果を最も有効に引き出すことができます[23]．この方法を用いて水道水中のフッ化物は歯にとっての常駐の"修理屋"として働き続けるのです[17]．

3.8 フッ化物によって水道水の味は変わりますか？

最適な濃度のフッ化物は味も臭いもありません．よって，フロリデーション水の味や臭いが変わることはありません[35]．

3.9 家庭用浄水器でフッ化物は除去されますか？

逆浸透膜フィルターを使えば水道水からフッ化物の大部分を除去することは可能ですが，ほとんどの家庭用の浄水器ではフッ化物が除去されてしまうことはありません[23]．

水道水のフッ化物濃度を約 1.0 ppm に調整することは安全であり，むし歯予防にとても効果的な手段であるので，浄水器を用いてフッ化物を除去する必要はまったくありません．水道水がフロリデーションされた時にその水を飲むか否かは個人の選択となります．

水道水を一度沸騰させてから使用する人もいます．沸騰させても飲み水のフッ化物濃度は変化しないので，その効果も変わりません[23]．

3.10 水道水中のフッ化物イオン濃度の監視方法は？

フッ化物はフッ化物添加装置によって加えられますが，最大限の注意を払ってその量はコントロールされています[36]．水道水中のフッ化物濃度は浄水場で毎日監視されています[36]．フッ化物濃度監視のために家庭の水道水からもサンプルが採取されます[36]．

ヴィクトリア州の「安全飲料水法 2003」ではすべての飲料水が安全でなくてはならないとされています[37]．安全量は国立保健医学研究会議によって発表されたオーストラリア飲料水ガイドラインに示されています[29]．

安全性は「リスクマネージメント」や「マルチバリア方法」によって保たれています[9]．もしもフッ化物濃度が前もって決められた数値を超えた場合はフッ化物濃度調整装置の電源が落ちるようになっています[9]．この度フロリデーション濃度標準化部門が設立され，フロリデーション調整装置を用いて，水道水の安全性とフロリデーションによる利益を守ることに専念しています[9]．

（オーストラリア飲料水ガイドラインの 3.4 節を参照して下さい）

3.11 フロリデーションに用いるフッ化物に不純物が含まれていますか？

ヴィクトリア州の「安全飲料水法 2003」では，すべての飲料水が安全でなくてはならないと命じています[37]．

化学物質の安全量は，国立保健医学研究会議によって公表された「オーストラリア飲料水ガイドライン」に設定されています[29]．これらのガイドラインにおいて，水道水中の化学物質について，自然のものでも添加されたものでも安全量が規定されています[29]．

水道水の水質を調整するために加えられているあらゆる添加物（水の消毒，pH 値の調整，またその他の目的で使われている物質）

には少量の不純物が含まれています[29]．それらの不純物は「オーストラリア飲料水ガイドライン」に抵触しない量以下でなければなりません[29]．添加フッ化物を供給するそれぞれの水道局は，添加物の化学的特性の詳細を記載してある「分析証明証」を受け取っています．また，各水道局は水道水に添加する化学物質（不純物や副産物を含め）の量と純度が常に安全であることを確認しておくことが要求されています[29]．

さらに重要な点として，天然水それ自体にも溶け込んだり浮遊したりしている不純物があることも忘れてはなりません．この場合も，「オーストラリア飲料水ガイドライン」に沿った水質を確保していなくてはなりません[29, 38]．

特にヒ素（As）と鉛（Pb）について：ある「分析証明証」において，フロリデーションに使われている添加物の一つ，ケイフッ化水素酸（FSA）に，水道水に希釈する前の段階で下記のようにヒ素と鉛の含有量が示されています[39]．

希釈前のケイフッ酸（FSA）

ヒ　素	5.2 ppm
鉛	<1.0 ppm

そこで，このFSAがフロリデーションの過程でフッ化物イオン濃度：1.0 ppmになるように希釈されることになります．FSAの原液の濃度から計算して，実際には100万分の6程度に希釈されます[39]．すなわち，ヒ素や鉛もまた同倍率で希釈されることになり，その結果，以下の濃度になります．

希釈後のケイフッ酸（FSA）

ヒ　素	0.00003 ppm
鉛	0.000006 ppm

この希釈された濃度は「オーストラリア飲料水ガイドライン」の濃度：

ヒ　素	0.007 ppm
鉛	0.01 ppm

よりもずっと低い値となっています[29, 39]．

よって，ケイフッ化水素酸の水道水への添加によるヒ素や鉛の量はごく微量であって[29]，オーストラリア飲料水ガイドラインのヒ素基準と比べた場合0.43％にしかならず，鉛基準の場合0.06％以下でしかありません[29]．

4. フロリデーションの調査研究

4.1 フロリデーションに関して適切な調査研究が行われてきていますか？

国立保健医学研究会議（NHMRC）は，フロリデーションにおける最新の調査研究データに基づき，オーストラリア国民の個人衛生と公衆衛生において達成しうる最高の健康水準を目指して活動している最高の保健機関です[40]．2007年，NHMRCはフロリデーションに関する調査研究文献の科学的データを総合的に評価した結果を発表しました[3]．この発表において，フロリデーションはフッ化物のむし歯予防効果を最大限に発揮できる最も効果的で，かつ社会的に公平な方法である，と確認しています[3]．

フロリデーションは世界的には70年以上も実践されている方法であり，オーストラリアでも65年以上，ヴィクトリア州でも46年以上の実績があります[1, 23]．その間に，フロリデーションの安全性と効果は幾度となく再評価されてきています[3, 18, 23, 34, 41〜45]．
（科学的な証拠とフロリデーション研究については，4.3と4.5を参照して下さい）

4.2 どんな研究でも同じ意味を持ちますか？

米国歯科医師会（ADA）は，科学的調査研究に関して下記のごとく表明しています[23]．

「情報化社会の到来によって新しいタイプの"疑似科学文献"が蔓延してきました．科学技術情報というものは，出版物に引用されたり，編集者への意見書として記述されたり，インターネットによって配信されることがよくあります．このような状況下では，情報が単に活字になっているという理由で，あたかも記述内容が真実であるかのように勘違いされてしまうのです．しかしそのような情報は，必ずしも科学的方法に基づいた調査によるものとは限りませんし，その調査による結論も科学的に公正であるとは限りません．フロリデーションの場合でも，誤情報が大手を振って一人歩きしています．そのような文献は，記述内容が真実のように見えるので，人々に誤解を抱かせる結果となります．よって，あらゆる紙媒体や電子媒体からの科学情報は，結論が下される前に徹底的な再評価が必要となるのです」

4.3 もっとも信頼できる科学的証拠（エビデンス）とは？

現在，フロリデーションに関する数多くの研究調査蓄積されているので，それら膨大な科学研究論文を総合的に評価する方法として，「系統的文献評価（システマティックレビュー）」が行われています．

北米で，保健に関するベテラン専門家達によるシステマティックレビューの有用性について検討会が行われ，以下の結論が示されています[46]．

「システマティックレビューは，膨大なエビデンスを要約し，同じテーマに関する研究の結果の違いを説明しているので，医療を実践している人や政策立案者にとって最新の健康医学研究に乗り遅れないようにするのに役立つ．システマティックレビューは，治療法の決定を知らせる時や，臨床指針を開発する時，将来の研究目標や政策の方向性を決める時にも盛んにつかわれるようになってきている．その他，システマティックレビューは，最も信頼できる研究結果を妥当性の高い治療につなげる際にも，大きな力となるであろう」

2000年，英国健康サービスセンターは，フロリデーションに関するシステマティックレビューを発表しました．これは「ヨークレビュー」と言われていて，著名な総説となっています[44]．

2007年，オーストラリアの国立保健医学研究会議はシステマティックレビューを実施し，「フロリデーションの効果と安全性 2007」と題した公式声明を発表しました[3, 47]．NHRMCは，フロリデーションに関するあらゆる文献を吟味した結果，その推奨声明として，次のように述べています[47]．

「フロリデーションは，フッ化物のむし歯予防効果を地域全体で発揮できる最も効果的であり社会的に公平な方法である．水道水のフッ化物イオン濃度は，気候に従って 0.6〜1.1 ppm にすることが望ましく，この濃度範囲においては，歯のフッ素症の発生頻度を最少に，またむし歯予防効果を最大にするというバランスをとることができる」

主要な複数の保健機関もまたフロリデーションの安全性とその効果を推奨しています．米国疾病管理センター（CDC）は，フロリデーションを交通安全，タバコの有害性の認知，感染症予防等の改善とともに，20世紀における十大公衆衛生偉業の一つにあげています[41]．

2006年11月，世界保健機構（WHO）と国際歯科連盟（FDI）と国際歯科研究会（IADR）の研究者が，フッ化物に関する口腔の健康を議題として一堂に会しました[42]．そこで研究者達は次のように述べました[42]．

「WHO による見解及び実践を通した評価と同様に，科学的根拠を考慮に入れると，適切なフッ化物の毎日の使用は費用対効果，効

率,安全性の極めて高いものであることが再確認された[42]」

2007年にWHOは,「口腔の健康増進のための国際政策」の中で,フロリデーションを支持すると再度表明しました[43].

4.4 ヴィクトリア州保健福祉部はフロリデーションに関する最新の研究結果を把握していますか?

ヴィクトリア州の保健福祉部は500以上に及ぶフロリデーションの文献を保管する図書館を運営しています.そこでは新しい研究が発表されればその都度更新されています.通常,査読制度のある科学雑誌からの文献が引用されます.また本図書館では,研究者,学識者,保健専門家,最高レベルの保健機関等による,種々の健康問題やフロリデーションに関する公式見解も蓄積しています.

4.5 フロリデーションの恩恵について,小児と成人の両方について調査が行われていますか?

オーストラリア国立保健医学研究会議(NHMRC)は,個人や公衆衛生において達成できる最高の仕事を目指して国民の健康をコントロールしています[40].2007年,NHMRCはフロリデーションに関するシステマティックレビュー作業を委任され,「フロリデーションの効果と安全性」を発表し,以下の公式見解を示しました[47].

「フロリデーションは,フッ化物のむし歯予防効果を地域全体で発揮できる最も効果的であり社会的に公平な方法である.水道水のフッ化物イオン濃度は,気候に従って0.6〜1.1 ppmにすることが望ましく,この濃度範囲においては,歯のフッ素症の発生頻度を最少に,またむし歯予防効果を最大にするというバランスをとることができる」

(歯のフッ素症については5.2節を参照して下さい)

2008年,「オーストラリア口腔保健研究センター」は,クイーンズランド州,ヴィクトリア州,タスマニア州,南オーストラリア州の4州において,子どもの歯の健康に及ぼすフロリデーションの有効性に関する調査結果を発表しました[45].その調査では,歯磨き習慣,他のフッ化物製品の使用歴,水や食べ物の消費量,乳児用調製粉乳の使用,そして社会経済的条件などの要因についても考慮されました[45].ヴィクトリア州からは4,000人,合計16,800人の子どもが調査され,以下のことが明らかになりました[45].

・5〜6歳児について,半分以上の期間フロリデーション実施地域に住んでいた者の群は,未実施地区の群に比べ,乳歯むし歯数が50%少なかった.
・12〜13歳児について,年齢の半分以上の期間にフロリデーション実施地域に住んでいた者の群は,未実施地区の群に比べ,永久歯むし歯数が38%少なかった.

小児から75歳高齢者までを対象とした調査で,フロリデーションによるむし歯予防効果は小児だけでなく成人にも及んでいること

が，多くの研究で認められています[18, 23, 41, 48, 49]．オーストラリア保健福祉研究所の報告書「オーストラリアの世代別，口腔保健調査2004-2006」によると，1970年以降に生まれたフッ化物世代は，フロリデーションの恩恵を受けていない親の世代と比べて，同じ青少年の時点で半分のむし歯しかなかったことが示されています[13]．

さらに，成人期以降には歯周病による根面露出によって根面むし歯になりやすいのです[23]．フロリデーション地域に居住する成人はそうでない成人と比べてかなり根面むし歯が少なくなります[50, 51]．

すでにフッ化物配合歯磨剤を使用している場合でも，フロリデーションはさらなるむし歯予防の相加効果を認めます．図3に要点が示されています．

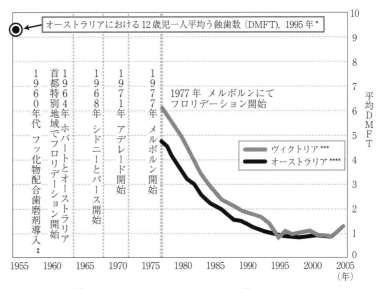

*Bamard P, 1955.[52] **Spencer A, Armfield J, Slade G, 2008.[53]
*** ヴィクトリア州歯科保健課, 2006.[54] ****Armfield J and Spencer A, 2008.[55]

図3　1955年から2005年までのヴィクトリア州およびオーストラリアでの12歳児におけるう蝕経験歯数

図3には，ヴィクトリア州の12歳児のDMFT歯数を国の平均と比較して掲載しています[52, 53]．フッ化物配合歯磨剤の導入と主要都市でのフロリデーションの開始年についても示しています．1977年にメルボルンにてフロリデーションが始まった時，ヴィクトリア州の子ども達は国の平均と比較して高いDMFT歯数でした[54, 55]．メルボルンでのフロリデーション実施につれて，1995年までにはヴィクトリア州の12歳児のDMFT歯数は国の平均まで下がったのです[54]．最近のDMFT歯数の微増は，肥満の増加と同じ要因によるもの，つまり砂糖を多量に含んだ飲食物の消費増加が原因であると，専門家は指摘しています[55]．

(DMFT指数については2.3節を参照して下さい)

フロリデーションは特に社会経済的状態の低い集団に利益をもたら

します．そういった人々は高いむし歯有病率,歯科治療の受診や他のフッ化物の恩恵をあまり受けていないといった特徴があります[18, 41, 56]．フロリデーションはむし歯経験における社会経済的な格差を減少させる手段であり，フッ化物の予防効果を地域全体に還元できる最も社会的に公平な手段なのです[18, 34, 41, 47]．

フロリデーションは，多くの人々がむし歯予防目的でフッ化物を利用できる最良の方法です．フロリデーションの特筆すべき利点は，個々人が意識することなく地域のすべての人々がフッ化物のむし歯予防効果を享受できることです[18]．フロリデーションは，どんな年齢の人でも，学歴，収入や歯科受診の有無に関係なく，すべての人々がフッ化物の恩恵を受けられる方法なのです[18, 41, 56]．

5. 健康との関連性

5.1 フロリデーションに関連する健康への心配がありますか？

歯のフッ素症を除いて，これまでの科学的研究ではフロリデーションと健康への悪影響の間に信頼性のある，いかなる関連も認められていません[41~43, 47]．フロリデーションの安全性は世界保健機関（WHO）や国立保健医学研究会議（NHMRC）が確認しているにも関わらず，フロリデーションによる健康への影響を問題視している人達もいます[7, 8, 47]．本節では，2000年の英国国立健康サービスセンターによる"ヨークレビュー"，ならびに2007年のオーストラリア国立保健医学研究会議による「システマティックレビュー」を基に詳細な検討を行います[3, 44]．

5.2 歯のフッ素症

歯のフッ素症は，歯が形成される出生から6～8歳頃までの時期に，長期間，過量のフッ化物を摂取することにより発現するエナメル質形成不全です[21]．

非常に軽度（もっともよく発現する）な所見は，なかなか見分けのつかない白紋を呈しますが，中等度や重度の歯のフッ素症ではエナメル質の着色や陥凹部の融合を呈します[23, 57]．

歯のフッ素症に類似したエナメル質異常を起こす原因は数多くあり，ある地域における歯のフッ素症の正確な症度を決定することは難しいのです[23, 58, 59]．

歯のフッ素症についての特徴として以下の項目があげられます[23, 57~59]．

・通常ほとんど見分けのつき難い，真珠様の歯の白紋や白斑を発現します．
・歯の形成が完了すると発現しません．
・フロリデーションの行われていない地域でも発現します．

・薬物投与，外傷や幼少期の歯への感染が原因で生じた白斑の場合で，フッ化物が原因でなければ歯のフッ素症ではありません．

1990年代半ば以降，子ども用歯磨剤の適切な使用上の注意が喚起されたことと，子ども用の低濃度フッ化物配合歯磨剤の普及により，オーストラリアにおける歯のフッ素症の発現率は大幅に減少しました[18, 60]．

下記の口腔衛生のガイドラインに従い，歯のフッ素症のリスクの低減と同時にむし歯リスクの減少を達成することが可能です[60]．

・子ども用歯磨剤を食べたりしないようにすること（注：歯磨剤をキャンデー代わりに食べる事例を指すと考えられる）．
・18カ月までの幼児では，保健専門家からの指示がないかぎり，歯磨剤無しで歯の清掃を行うこと．
・18カ月から5歳未満児では，専門家からの指示がないかぎり，低濃度フッ化物配合歯磨剤を大豆サイズ（pea-size）使用すること．
・フッ化物洗口は6歳以降に行うこと．
　（訳者注：6歳未満児のフッ化物洗口について；巻末資料69頁参照）
・歯磨剤は吐き出し，飲み込まず，また口を漱がないこと．
・フロリデーションの実施と未実施に関係なく，液剤や錠剤のフッ化物補充剤（サプリメント）の使用を止めること（フッ化物補充剤については2.7（35頁）を参照）．

追加的なフッ化物療法は，必要に応じて専門歯科医が決定します[18]．

5.3 アレルギー

フロリデーションにより，アレルギー症状やアレルギー様症状を引き起こすという科学的根拠はありません[3, 41]．フッ化物はあらゆる食べ物に含まれているので必ず食事の際に摂取する成分です[21, 61]．アレルギー様症状がフロリデーションによると思い込んでいる人は，飲料水中のフッ化物の存在の有無ではなく，摂取したフッ化物の量が増加すると症状が増強するものだと信じ込んでいます[62]．

メルボルンのアルフレッド病院アレルギー，免疫，呼吸器科（the Department of Allergy, Immunology and Respiratory Medicine at the Alfred Hospital in Melbourne）の専門医達によれば，1 mg/Lのフッ化物がアレルギーや免疫系への影響を引き起こす臨床上ならびに科学的な証拠は何ひとつ確認されていません[63]．具体的には，次のように述べています[63]．

「…この25年間，メルボルンや英国においてわれわれは1ppmに調整されたフロリデーションに関連した呼吸器の症状やアレルギー様症状のある患者をみたことは一度もありません」

5.4 骨フッ素症

骨フッ素症は長期にわたり高濃度フッ化物を過量に摂取することにより発症します．WHOが推奨するフッ化物濃度よりも極めて高濃度のフッ化物が水道水に含まれている地域が散在し，インド，中国，中東やアフリカなどで発症しています[22]．

骨フッ素症は，作業環境条件による暴露で労働者に発症する例があります[22]．骨中へのフッ化物の過度な取り込みに起因する骨の痛み，関節硬直，関節炎を随伴する特異的な症状を呈します[22]．

骨フッ素症は発展途上国では散見されますが，先進諸国では極めて稀な病気です[48]．

1998～1999年から2004～2005年の6年間に，オーストラリアの病院記録では骨フッ素症は3症例のみでした[64]．2005～2006年の公立病院のヴィクトリア州のデータ（Victorian Admitted Episodes Dataset）では，病院の入院患者130万人以上のなかに骨フッ素症例を認めませんでした[65]．

5.5 骨粗鬆症，関節炎，骨折

フッ化物は骨粗鬆症の治療に使われてきました[66]．しかし，フロリデーションによる骨密度の増加や骨折の減少に関する有効性について分析した研究では，まちまちの結果となっています[34]．

2007年に国立保健医学研究会議はフロリデーションと大腿骨頸部骨折や他の部位の骨折との明確な関連性は見られないと結論を下しました[3]．

フロリデーションは安全であり，骨密度に影響はなく，オーストラリアの骨粗鬆症学会や関節炎学会の専門団体は以下のように述べています[67, 68]．

「いかなるタイプの関節炎の原因とフロリデーションとの関連には信頼に足る証拠がなく，そういった学説すら存在していない」

5.6 ガン

1）骨ガン

フロリデーションと骨ガンリスクとの関連を示す証拠は何ひとつありません[3, 44, 49]．2000年の「ヨークレビュー」では，フロリデーションと骨肉腫と骨／関節ガンとの関連も全くないことがわかりました[44]．

2007年に，国立保健医学研究会議（NHMRC）は2000年のヨークレビュー以降に出版された3編の論文をレビューしました[2]．2001年のTakahashiらの一研究では男性の骨ガンとフロリデーションに関連ありと示したものの，当該研究のエビデンスレベルは低いので，結果の解釈に細心の注意が必要であるとNHMRCは述べています[2, 69]．

2000年のYangらの研究は，これもエビデンスレベルは低いものの，フロリデーションと骨ガンに関連性はないと認めています[70]．

2006年4月には，Bassinらの論文：米国における飲料水中の年齢特異的なフッ化物摂取と骨肉腫が「ガンの発生とコントロールCancer Causes Control誌」に発表されました[71]．当該論文では15年間にわたるフッ化物と骨肉腫との関連について研究しました，その一部の所見を記述しています．バッシンらは検索的分析で男児にのみ骨肉腫と飲料水中フッ化物に関連性を認めると結論づけました[71]．本所見の追認あるいは論破するにしても，さらなる研究が必要であると言及しています[71]．

この追跡研究の主席研究者であるChester Douglass教授は，掲載誌読者にバッシンらの所見を解釈する場合に細心の注意を払うように助言する一方，未発表ではあるが本研究の全期間における骨肉腫と飲料水中のフッ化物の関連は認められていないと述べています[72]．その他，この論文には数々の研究上の問題点があり，それらは「住民サービス部Department of Human Services」と「ヴィクトリア州ガン評議会」によって出版された「骨肉腫とフッ化物」という文書に要約されています[73]．

2) 骨以外の他臓器におけるガン

これまで発表された総説によると，フロリデーションと全身の発ガンならびに死亡とは一貫した関連性はない，と報告されています[3, 44]．「ヨークレビュー」では，分析の異なる10編の研究論文を基にして結論が出されています[44]．

2007年に，NHMRCは「ヨークレビュー」以降に発表された3編の論文をレビューしました[3]．いずれの論文も交絡因子を調整していないことから証拠の質は極めて低い生態学的研究でした[3, 69]．

Yangら（2000）の研究では，フロリデーションと11種のガンとの関連性はないと実証しました[70]．ただ女性の膀胱ガンとフロリデーションに関連を認めたが，以下のように述べています[70]．

「フッ化物が女性のあるガンの発症にのみ影響を及ぼすとは信じ難く，統計学上の偶然の所産と考えるべきである」と．

Takahashiら（2001）の研究では，36種のガンのうち23種のガンの増加とフロリデーションに関連性を認めていますが，4種のガンではフロリデーションとガンの減少との関連性があり，9種のガンでは無相関であるという成績を得ています[69]．

Steinerら（2002）の研究では，飲料水中フッ化物濃度とガンの発症とは逆相関，すなわち，これもまたエビデンスレベルは低いものの，フッ化物濃度が低いほど発ガン率は高くなるという成績を得て

います[74].

2007年，NHMRCレビューでは，これら最近の3編のガン研究論文で得られた結果は細心の注意を払って解釈すべきであること，あるいは統計上の偶然の所産であると結論づけました[3].

NHMRCレビュー後，2008年に発表されたStewartら（2008）の報告では，開発途上国で調査が行われ，信頼できる証拠を持って至適フッ化物濃度の飲料水の摂取は発ガンリスクに関連していないとの結論が得られています[75].

なお，「ヴィクトリア州ガン評議会」はフロリデーションを推奨しています[76].

5.7 甲状腺

内分泌腺学者と疫学者はフロリデーションと甲状腺疾患との間に信頼できる証拠は何ひとつないと確証し，次のように述べています．

「フロリデーションが甲状腺疾患の発症につながるという科学的に容認できる根拠は全くありません．」

（次の5.8 ヨード欠乏症 を参照のこと）

5.8 ヨード欠乏症

多数のオーストラリア人はヨード欠乏に陥っています：ある最近の研究ではオーストラリアの子どもはややヨード欠乏であり，著者らは乳製品製造過程の消毒の際にヨード成分を除去すること，ならびに地域におけるヨード配合食塩の使用量減少のせいであると報告しています[79].

オーストラリア厚生大臣諮問協議会のオーストラリア人健康促進第一委員会が作成した別の論文では，以下のように述べています[80].

・学童の尿中ヨード濃度の中央値は，国際基準に照らすと，ヴィクトリア州，ニューサウスウェールズ州とタスマニア州（タスマニア州中間（ヨード）補充計画の施行前の）にはややヨード欠乏の地域であると示唆されます．

・西オーストラリア州とクイーンズランド州の子どもにはヨード欠乏は認められず，一方，サウスオーストラリア州の子どものヨードの状態は境界域となっています．

西オーストラリア州のフロリデーション割合は92％でヴィクトリア州の78％に比べて高い水準です[3]．もしもフロリデーションがヨード欠乏の原因ならば，西オーストラリア州の子どもにヴィクトリア州の子どもより高い水準のヨード欠乏状態が現れると考えられますが，実際のところそのような事実はありません．

フッ化物イオンの大きさのために，甲状腺へのヨードの取り込みの阻害は重要ではありません[81]．さらに，フッ化物は甲状腺内のヨー

ドの取り込みに関与する酵素を阻害するとは考えられません[81]．

　フッ素とヨウ素のハロゲン族と，フッ化物とヨウ化物のハロゲン化合物との間に違いがあることに注目することが重要です．以下に述べるように，ハロゲン族の置換の問題が関連します．もしフッ素ガス（F_2）がヨウ化水溶液中に注入されると，化学反応が生じますが，実際にはヨウ化物は元素であるヨウ素に，またフッ素はフッ化物イオンに変換されます．これはハロゲン族の置換に一致する結果となります．しかしながら，ヨウ化物イオンとフッ化物イオンが併存する際には，両イオンはいかなる条件下でも相互に反応することはありません[81]．

　このような所見から，フロリデーションはヨウ素欠乏患者に対しいかなる健康面のリスクにさらすことはなく，最適なフッ化物水準がヨウ素欠乏症を引き起こすこともありません．

5.9 脳機能障害

　オーストラリアのフロリデーションの至適フッ化物濃度より有意に高いフッ化物濃度の水で暮らす子どもの知能指数（IQ）に関する調査研究が行われました．

　2006年米国国立研究協議会（NRC）の報告書である*飲料水中フッ化物（EPA基準の科学的総説）*には，0.4〜1.0 mg/Lのフッ化物濃度の地域の子どもと2〜4 mg/Lのフッ化物濃度の地域の子どもとの脳神経学的な影響の比較検討を調べた3研究が記載されていました[82]．これらの3研究は中国で行われていました[82]．

　いずれも両フッ化物濃度地域間の子どものIQ分布に差を認めませんでしたが，高濃度フッ化物地域の子どものIQ平均値の方が低かったと報告しています[82]．NRCは次のように指摘しています[82]．

　「NRC研究委員会は研究の質と米国の子どもとの関連を評価するにはこれらの研究は不十分である．しかしながら，これら3研究とも同様な結果であったので，今後フッ化物の知能への影響に関する研究を続けることは当然である」

　ヨークレビューには2研究（これも中国での研究）があり，両研究とも1 mg/Lのフッ化物濃度でのフロリデーションのIQへの好影響を示しています[44]．しかしながら，この2研究とも交絡因子に左右されやすく，最終的にもたらされた論理的な結果を出すには証拠不十分であるとヨークレビューでは述べています[44]．

5.10 腎疾患

オーストラリア腎臓保健協会（KHA）は腎研究，患者参加，教育と保健サービスを介して，腎臓の健康づくりを推進するオーストラリアの指導的な立場の組織です[83]．

KHAはのどの渇きを癒す際に水を推奨しており，またフロリデーション水と慢性腎疾患患者の健康リスクに関する研究報告は限られているものの，両者の関連性を示す証拠は何ひとつないと述べています[84, 85]．

慢性腎疾患患者にとって以下の2つの重要な問題がありますが，どちらもフロリデーションとは無関係です[84]．

1）歯科臨床で使用されている高濃度フッ化物製剤に23,000 mg/Lのものがありますが，本剤の使用について，KHAは次のように述べています[84]．

「限られた調査データですが，重度腎疾患の慢性腎疾患ステージ4と5の患者が高濃度フッ化物を誤飲すれば，当該患者のフッ素症のリスクが高まるかもしれません」

2）腎透析の場合には，透析装置への最終給水装置のフッ化物濃度としては0.2 mg/L以下の水を透析用としなければなりません[84]．透析水は透析患者の血液を適切に濾過できるように脱イオン化する必要があります[84]．この処置はフッ化物イオンだけでなく，すべてのイオンに当てはまります．

大切なことは，KHAがこれまでフロリデーションの中止を呼びかけたことはないということです[84]．

5.11 摂取したフッ化物は体内に蓄積しますか？

大半の摂取したフッ化物は血流を介して，主に胃腸で吸収されます[19]．ほんの僅かですが，口腔粘膜からも吸収されます[19]．組織の細胞内外液の急速なフッ化物の分布により，吸収されたフッ化物の約50％は排泄され，残りのフッ化物は蓄積されます．その99％は骨と歯の無機成分として結合されています[19]．さらにフッ化物イオンは唾液中にも存在しています[21]．主要な排泄経路は尿です[19, 21]．

5.12 フロリデーション地区で暮らすとフッ化物の取り過ぎになることがありますか？

私たちが毎日摂る多くの物質は適量では有益ですが，多量では塩や水さえも有害になる恐れがあります[23]．

むし歯予防のためには，微量のフッ化物が水中に必要とされています[23]．

国立保健医学研究会議（NHMRC）は日々の平均最高気温を基にフロリデーションの至適フッ化物濃度を決めています[3]．ヴィクトリア州での適正フッ化物濃度は1 mg/L，1 ppmです[3]．

飲料水中の至適フッ化物濃度は飲食物，歯科用品やその他の環境由

来のフッ化物からのフッ化物摂取を推定して決められてきています[22]．

NHMRCオーストラリアとニュージーランド「栄養参考値（2006）」では，生涯にわたる一般成人の一日あたりフロリデーション水の上限値を10Lとしています[33]．

運動選手，肉体労働者や軍人では1日10Lの摂取量に近づく場合はあるかもしれませんが，一生このような摂取量で健康リスクとなることは極めて稀です．米国NRCは一日平均の飲用水量の最高値は，99パーセンタイルで5.8Lと述べています[82]．

5.13 乳児用調製粉乳をフロリデーション水で溶いて飲ませることは安全ですか？

母乳哺育は優れた乳児哺育手段であり，乳児の栄養要求に最適な栄養源となります[86]．母乳は乳児に対する最良の哺育ですが，乳児用調整粉乳も簡便で栄養学的に必要とされる基準を満たしています[87]．もし乳児用調整粉乳を使うとしても，オーストラリアでは調合にフロリデーション水を使っても安全です[18]．

2006年に，オーストラリア口腔保健研究センターは「オーストラリアにおけるフッ化物使用ガイドライン」を公表しました[18]．大学，保健部と保健団体からの35名の専門家が作成しました[18]．ガイドライン6では次のように述べています[18]．

「今日乳児用調整粉乳は，フロリデーション水の如何に関わらず調合して乳児が摂っても安全です」

2006年11月8日には，米国歯科医師会は米国NRCの報告書である「飲料水中のフッ化物（環境保護局基準の科学的なレビュー）」を基に中間勧告を出しました[82, 88]．この中間勧告では乳児用調製粉乳が幼児の主食であれば，歯のフッ素症の発現リスクを最小に抑えるために非フロリデーション水で調合すべきであると推奨しています[88]．

しかしながら，以下の点は重要です[82, 89]．

・米国の報告書は米国民を対象にした内容です．すなわち，米国では天然水中の高濃度のフッ化物を給水している地域があります（WHOやオーストラリアのフロリデーション水中の推奨フッ化物濃度の2～4倍も高い）．

・オーストラリアと違い，米国では低濃度のフッ化物配合歯磨剤は市販されていません．

米国歯科医師会の中間勧告の後で，米国疾病予防センターは米国の非フロリデーション水での乳幼児用調製粉乳の調合に伴うむし歯発生のリスクの増加について調べてみるべきだと助言しました[88, 90]．

オーストラリアで市販されている乳児用調製粉乳のフッ化物量は微量です[18]．

オーストラリア・ニュージーランド食品基準局は，国民の健康と

安全を守るため食品基準を作成する中立法定公共事業機関です[91].「オーストラリア・ニュージーランド食品基準コード」の2.9.1に乳児用製品の記載があり,第19条に歯のフッ素症について明確に取り上げています[92].

調整前の粉乳100 kJ（キロジュール）あたり17 μg以上のフッ化物を含有する乳児用調整粉乳には，ラベルに歯のフッ素症の警告表示義務があると第19条に述べています[92]. この数字はフロリデーション水で調製粉乳を調合することを前提としています[92].

5.14 妊婦や授乳中の母親がフロリデーション水を飲用することは安全ですか？

妊婦や授乳婦がフロリデーション水を飲用しても安全です．フロリデーション水と出生異常や出産への影響との間に信頼に足る科学的な研究報告はひとつもありません[3, 21, 44, 49, 93].

母乳1Lには本来約5〜10 μgのフッ化物が含まれています．フロリデーション水1Lには1,000 μgのフッ化物が含まれています[21]. 母乳中のフッ化物量は，授乳中の母親がフロリデーション水を飲用しても変わりません[94]. 生後6カ月までは乳児は生長発育のために母乳かあるいは乳児用調製粉乳を必要とします[95].

（フロリデーション水による乳児用調製粉乳の調合に関する議論は前節5.13を参照して下さい）

6. フッ化物と環境

6.1 フロリデーションは環境を汚染しますか？

フッ化物は，水や土壌や岩石や空気中など環境のあらゆる場所に自然に存在しています[21]. 岩石や土壌に天然に含まれるフッ化物の量は，フロリデーションの約300〜700倍の濃度です[21].

淡水流は，岩石から溶出したフッ化物によって天然のフッ化物濃度を保っています[21]. 5つのヴィクトリアの街（Portland, Nhill, Port Fairy, Barnawartha, Kaniva）の水道水には天然の形で，むし歯予防に最適なフッ化物量が含まれています[96].

ニュージーランド政府公衆衛生委員会は，1994年にニュージーランドにおける「水道水フロリデーション（Water fluoridation in New Zealand）」という文書を発行しました．この文書の中で，水道水のフッ化物濃度を人為的に上昇させる方法の影響が調査されました．その研究から以下のことがわかりました．

ほとんどの生態系にはフッ化物が分布しているので，水道水のフッ化物濃度が1 ppm［1 mg/L］になっても環境に何らかの悪影響を与えることはあり得ないと考えられます．

フロリデーションの導入が有機生産物としての認証取得や維持に関して，有機栽培の生産者の生産性に影響を与えることはありませ

ん[98]. オーストラリアのオーガニック認証機関（BFA）の有機基準委員会は飲料に適した水は，有機生産や処理システムに使用できるという農業用水政策を保持しています[98]. これにはフッ化物も含まれています[98].

クイーンズランド州のある居住者はフロリデーションがグレートバリアリーフ（砂州）に悪影響があるという懸念を表明しました[99]. それに対し，グレートバリアリーフ海上公園の管理者であるRussell Reichelt教授は以下のように回答しました[99].

「海水の濃度は調整された飲料水中のフッ化物濃度に比べて同等かもしくはそれ以上です．いかなる場合においても，都市用水の海洋への流入量は海水に比して非常に少なく，しかも海水によって速やかに希釈されてしまいます」

6.2 フロリデーションの実施方法を策定する際に，空気中に含まれているフッ化物は考慮されていますか？

フロリデーションプログラムにおける最適なフッ化物量は，国立保健医学研究会議によって定められ，その値は日々の最大気温の平均に基づいて決められています[3]. ヴィクトリア州においては，最適なフッ化物量は1 mg/L（1 ppm）に定められています[3]. この基準は，食品，飲料，歯科用製品とその他の環境源のような供給源からのフッ化物の摂取を前提に決められてきました[22].

国立汚染物質目録（NPI）には，ヴィクトリアにおけるフッ化物の主な排出情報を提供しています[100]. 図4の円グラフは2005～2006年におけるNPIのデータに基づいたものです[100].

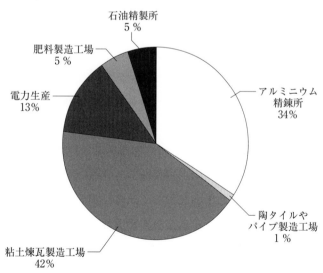

（環境，水，遺産，芸術省（旧　水，環境省）2007.）[100]

図4　ヴィクトリア州の空気中へのフッ化物の排出源　2005～2006

主なフッ化物の排出源は，粘土煉瓦製造工場やアルミニウム溶解や電力生産工場でした[100].

ヴィクトリア環境保護局（EPA）は，州の環境保護政策2001（空

気中への排出の管理枠組み）を管理しています[101]．この政治的枠組みには，環境や人体に影響を与えない空気中の排出量を保障する産業施設の設計段階で適用された基準があります[101]．

植物や草食動物は，人間よりもフッ化物暴露に敏感です[102〜106]．それゆえに，産業フッ化物排出の制限は植物や草食動物を保護するために設定されています．こうした制限に合わせることは人間の健康が保護されることも意味しています[101]．

フッ化物はヴィクトリアの多くの産業施設で監視されています．それぞれの施設はEPA認可に則ったフッ化物の排出制限を有しています．このような制限は，人々があらゆる場所でフッ化物に暴露されることに照らして設けられた基準を保障するように定められています．フッ化物の基準は各施設の排出装置内で計測され，毎年EPAヴィクトリアに報告されています．

7. 世界におけるフッ化物利用

7.1 オーストラリア以外でフロリデーションを実施している国はありますか？

世界中で4億人以上がフロリデーションの恩恵を受けています．そのうち少なくとも3億5千万人が人為的に調整したフロリデーションを利用し，5千万人以上が天然の適正濃度でフロリデーションの恩恵を受けています[48]．フロリデーションを実施している国には，ニュージーランド，米国，カナダ，イギリス，アイルランド，スペイン，イスラエル，ブラジル，チリ，アルゼンチン，コロンビア，中国香港行政区，韓国，シンガポール，マレーシアがあります[48]．

7.2 米国でもフロリデーションが実施されていますか？

米国は，1945年に世界で初めてフロリデーションを実施した国です[107]．

フッ化物が適正濃度に調整された米国給水人口は，1992年62.1%から2000年には65.0%と増加し，2006年には69.2%となっています[108]．全体で約1億8千4百万人が地域のフッ化物調整の水道水を利用しています．そのうち，約8百万人は天然の適正フッ化物濃度の水を利用しています[108]．50大都市のうち，46都市がフロリデーションを行っています[108]．

2007年7月，南カルフォルニアの1,800万人の人々がフロリデーションの恩恵を受けるようになりました[109]．米国ではフロリデーションの普及拡大を継続しており，そして近年においてもフロリデーションは，サンアントニオ，ロサンゼルス，ラスベガスを含む，数百万人以上の米国主要都市で導入されてきています[110]．

7.3 英国でもフロリデーションが実施されていますか？

英国では，人口の10%にあたる約600万人がフロリデーション水を利用しており，その大半の対象はイングランド地区住民です[48]．2008年2月，英国保健省はイングランドのフロリデーション人口を現在の10%から約30%に拡大するために，4,200万ポンドの予算を計上しました[111,112]．

7.4 水道水以外でフロリデーションを実施する方法がありますか？

スイス，フランス，オーストリア，ドイツ，ハンガリー，スロバキア，ベラルーシを含む多くのヨーロッパ諸国でフッ化物添加食塩が広く利用されています[48]．中央および南アメリカ諸国でも，フッ化物添加食塩は広く使われています[48]．

牛乳フロリデーションが，チリ，中国，ペルー，タイ，英国等の一部で実施されています[3,23]．

7.5 ヨーロッパではフロリデーションが禁止されていますか？

ヨーロッパ諸国はフロリデーションを禁止していません[48]．フロリデーションを禁止する公式な指令や法律はありません[48]．ヨーロッパの国によっては，フッ化物を調整するには一カ所の中央水源だけでは済まないという複雑な給水系統の問題が理由でフロリデーションが実用化されていません[48]．1980年代後半の政治的な混乱の中，東欧および中央ヨーロッパにおけるフロリデーションは正当に評価されず，閉鎖を余儀なくされました．

いくつかのヨーロッパの国では，保健省のアドバイスに反してフロリデーションを中止しました[48]．

地域全体としてフッ化物の恩恵を受けられるように，しばしば，フッ化物は食塩（パンなどの多数製造される商品に使われる）や牛乳に添加・調整されています[48]．

7.6 スイスのバーゼル市でフロリデーションが中止になった理由は何ですか？

スイスのバーゼル州では，1962年にフロリデーションが導入され，41年間首尾よく継続実施されてきました[48]．しかしながら，フッ化物添加食塩の全国的普及を踏まえて中止に至りました[48]．

1995年に，バーゼル州におけるフッ化物添加食塩の販売制限を撤廃する新連邦法が承認されるまでは，スイスのいろいろな地域でフッ化物添加食塩とフロリデーション水が併用されることは問題視されることはありませんでした．新法の制定により，必然的にバーゼル州民がフッ化物を食塩と水の両方から摂取する羽目に陥りました．そこで，フロリデーションには多くの利点はありますが，フッ化物の全身応用が併用されるため，フロリデーションを中止する決定が下されました[113]．そこでバーゼル州水道会社は周辺地域に対して余剰水の販路を拡げたかったようですが，当該地域ではフッ化

物添加食塩が利用されているので，フロリデーション水を販売できない不満を抱える同水道会社から，相当の政治的圧力があったようです[114].

バーゼル州のフロリデーションプログラムの業績は，科学雑誌に掲載された調査によって繰り返し確認されました[113]．それにも関らず，フロリデーションプログラム反対派は適切に実施されてきたバーゼル州の41年間にわたるフロリデーション政策にことあるごとに異を唱えてきました[113].

調査研究者は次のように述べています[113]．「フロリデーション反対派の主張はすべて根拠のないものであるとバーゼル州議会はみなしており，これに関する専門家の見解はフロリデーションの中止を指示する公式文書の中にも明記されています．この文書には，フロリデーションは正規の法律上の手続きに則り導入され，公共の福祉に寄与し，個人の自由の制限に相当しないことから，スイス連邦裁判所が合法的であると判断してきたことを再々述べています」

また，フロリデーションの中止によって，特に地域の弱者層集団の歯科保健に起こり得る（むし歯の増加という）結果についての懸念が表明されています[113].

8. 倫理面

8.1 ヴィクトリア州福祉部がフロリデーションの議論に参加しない理由は？

オーストラリア歯科医師会やヴィクトリア口腔保健部の主要パートナーと協力関係にある福祉部は，偏った調査を基にしたいわゆる科学的論文に関して議論するフロリデーション公開討論会は，フロリデーションについて正しく学ぼうという真っ当な関心のある住民にほとんどためにならないか，価値がないと一様に考えています．しかしながら，福祉部は多数の地域住民にフロリデーションに関する疑問に答える機会を提供するために地域で研修会を行っています．

8.2 フロリデーションに関して住民投票を行わない理由は？

オーストラリアでは，一般的に公衆衛生施策は住民投票にかけません．例えば，シートベルトの着用，禁煙，飲酒運転禁止に関する法律は住民投票の対象になったことはありません．ヴィクトリア州政府はヴィクトリア州民，特に弱者の口腔健康を増進するよう委託されています．重要な公衆衛生手段であるフロリデーションを未実施地域に拡大することこそ，州政府の最重要課題となっています[7].

8.3 フロリデーションの実施は個人の選択に任せるべきではないでしょうか？

政府と保健従事者は，地域住民の実現し得る最高の健康状態と，個人の選択のバランスが取れた決定を下す責任があります．2004年，各州のオーストラリア厚生局長は一致して，フロリデーションを国の口腔保健方策として承認しました．これはオーストラリア口腔保健計画 2004-2013 の*健康な口腔で健康生活*の鍵となるアクションプランです[6]．

問題発生前に予防することは良好な健康状態を得るためには大変重要です．むし歯予防のためのフロリデーションは，健康な骨を維持するためにマーガリンへのビタミンＤ添加，神経管欠損症の赤ちゃんの出生リスクを減らすためにとくに妊娠初期の妊婦の朝食用シリアルへの葉酸添加，甲状腺の健康のために食塩へのヨード添加，禁煙やシートベルト着用の義務化，予防接種のような公衆衛生的手段にたとえられます．

（1.3節オーストラリア口腔保健計画と8.6節ヴィクトリア州人権と責務憲章に関する議論を参照して下さい）

8.4 フロリデーションは集団投薬ですか？

フロリデーションは薬剤投与や薬物療法ではないので，集団投薬ではありません[31]．フッ化物は，フロリデーションに使用される低濃度から高濃度まで，上水道に自然に存在する成分です[22]．

オーストラリア医療用製剤管理委員会は，以下の条件を満たすならば，フッ化物配合歯磨剤やフロリデーション中のフッ化物を薬物として登録することを要求していません[31, 32]．

・むし歯予防に使われている場合
・「薬物毒物均一計画規準」で薬物や毒物に組み込まれる予定がない場合

2006年に，国立保健医学研究会議，オーストラリア政府保健加齢局，ニュージーランド保健局は，フッ化物をオーストラリアの食事摂取推奨量とニュージーランドの栄養所要量の中で"栄養素"として掲げています[33]．

8.5 フロリデーションは憲法に違反しますか？

オーストラリア憲法では，政府に医科・歯科保健サービスのための法律を制定する権利を保障しています[115]．憲法では州政府が公衆衛生を保持増進するために法整備をすることを妨げていません[115]．連邦では市民徴兵制度の正当性を法制化できないように制約を加えている（section 51xxiiiA）一方，開業医の専門性の自立権ならびに医者と患者の関係における選択権の重要性を認めています[115]．これはフロリデーションによって，すべてのヴィクトリア州民が最高水準の地域保健を享受できるようにヴィクトリア州政府が法律制

定する立場と矛盾していないし，また法整備を制約するものでもありません[115]．

8.6 フロリデーションはヴィクトリア州「人権と責務の憲章」に則っていますか？	ヴィクトリア州「人権と責務の憲章」は，すべてのヴィクトリア州民の人権を保護する法律です[116]．2007年1月1日に施行されました[116]．その憲章の権利は道理にかなった制約を前提としています[116]．道理にかなった制約は，人権と公共の安全，健康，治安のような幅広い公共の利益を守るための政策の必要度とのバランスをとることが要件となります．むし歯を減らすというフロリデーションの公衆衛生的重要性のため，フロリデーションは本憲章に則しています[117]．
8.7 フロリデーションは法律で保護されていますか？	1973年に施行された「保健（フロリデーション）法」第4条の効力では，住民は下記の人達に対する訴訟の権利はないとしています[8]． ・上水道局 ・上水道局職員 ・上水道局の監督下で働く職員 ・上水道局との契約によって同局の代わりに働く職員と，同法に従ってフロリデーションに関して働くすべての職員 しかも，本「健康（フロリデーション）法」では，ヴィクトリア州最高裁がフロリデーションを斟酌する権利はないとしています． 同法の第4条は1993年「健康地域サービス法」により修正（再修正）されました[118]．そして厚生大臣は最高裁の権限について制限するための原則を議会で説明しました[118]． 「フロリデーションは公衆衛生上とても重要であるので，1973年の「健康（フロリデーション）法」の施行関連団体は司法当局から職務を妨げられるべきではありません」
8.8 フロリデーションは倫理的ですか？	マンチェスター大学の社会倫理政策センターのジョンハリス教授は，以下のように述べています[119]． 「フロリデーションの倫理的な面を考えるとき，私たちはフロリデーションに反対する人々にそれを押しつける資格があるかではなく，フロリデーションを実施しなかったことにより地域全体に発生するリスクや損害や費用に関して反対する人々は責任を負えるのかと私たちは問うべきです」

9. 費 用

9.1 フロリデーションは費用対効果の高い方策ですか？

フロリデーションは，対象地域住民のむし歯を減少させます[3, 18]．WHOでは，フロリデーションは安全で費用効果が高いむし歯予防手段であると結論づけています[42, 43]．むし歯の第二次予防として保存修復処置を行う場合の費用は，あらゆる規模の地域におけるフロリデーションの費用を上回るということが，フロリデーションによる費用節減を評価した研究から明らかとなっています[120]．同様に，他の研究でもフロリデーションは非常に費用対効果が高いことが証明されており，特に子どもや先住民や社会経済状態が低い人々の割合が高い地域で有効であると述べられています[121]．

2003年に行われた経済学分野の研究では，フロリデーションの導入から25年の追跡研究の結果，ヴィクトリア地域のフロリデーションにより約10億ドルの費用節減になったことが明らかとなりました．その費用には，回避できた歯科費用ならびに歯科疾患に由来する学校欠席や職場欠勤のための損失を含んでいます[122]．

9.2 フロリデーションは，歯科治療費節減のためだけで，人々の福祉との関連性はありませんか？

フロリデーションは歯科医療費の節減のためではなく，むしろ地域住民の健康の向上のために行われています[3, 18, 23]．すべての年代の人々が，むし歯の減少やむし歯関連の障害が減ることによる恩恵を受けることが可能です[3, 18, 23]．これは痛みや苦痛を減らし，学校や職場での時間を活用できます[122]．さらに，フロリデーションは個人や家族や地域にとっても費用の節減となります[122]．

9.3 不良な食習慣や口腔衛生状態のような歯の健康を脅かす原因への取り組みに，公的資金が直接投資されていない理由はなぜですか？

むし歯は健康や福祉に対し重大な影響を与え，結果として個人または地域の多大な費用負担となります[6, 122]．むし歯は大半が予防可能であり，それゆえにヴィクトリア州ではオーラルヘルスプロモーションは優先順位が高い方策です[7]．フロリデーションは数あるむし歯予防方法のひとつです[17]．

ヴィクトリアで支持されている他の方法は以下の通りです：
・歯のケアへのアクセスを改善すること．
・児童サービスや学校において身体に良い飲食物の摂取を奨励すること．
・歯磨きの重要性や適切なフッ化物配合歯磨剤の使用法や定期的歯科健診に対する認知度を向上させること．

2004年5月にヴィクトリア政府は，待機患者の減少と歯のケアへのアクセスの改善を目的に歯科に4年間で9,720万ドルの公共財政支援を行いました．

さらにヴィクトリア政府は，健康的な食習慣に焦点をあてた多くの取り組みに対し投資しました．Smiles 4 Miles プログラムは，砂糖の入った飲料の規制と子ども達に水道水を飲むことを勧める（ほとんどの子どもは喉が渇いた時には真水を飲んでいる）目的で，幼稚園，児童ケアセンター，デイケア施設や学校に飲料水政策を紹介しました[123]．

Kids Go For Your Life! キャンペーンとして健康な食生活に焦点をあてた取り組みにも資金投入しています[124]．最近では，2009年以降にヴィクトリア政府の学生食堂ではチョコレートや菓子類，他の砂糖含有食品を一切販売しないということが発表されました[125]．

口腔衛生教育は，すべてのヴィクトリア州の公的歯科診療所において政府の出資で行われる歯科予防対策の一つです．

フロリデーションは，ヴィクトリア州の口腔の健康改善のための政府の公約のひとつであり，2004年以降，地方や田舎の地域に対しフロリデーションを拡充するための資金として1,670万ドルが割り当てられています．

9.4 フロリデーションが効果的だというのに，いまだに多くの歯科医師を養成している理由はなぜですか？

フロリデーションは歯をむし歯から守る手段となります[3, 18]．しかしながら，むし歯から歯を守る単一の方法はありません．たとえフロリデーションが行われたとしても，人々は日々の歯磨きや適切なフッ化物配合歯磨剤の使用，健康的な食生活や歯科定期健診などを通して歯のケアを続ける必要があります[17]．

また，人々がなぜ定期健診などで歯科受診を行わなければならないかに関して，むし歯以外にもたくさんの理由があります．それは歯周病や修復物の再修復，義歯の修理や外傷の治療などです．さらに，数十年前に比べて高齢者にはより多くの歯が残っていて，歯科医師にこれらの歯に対するケアが求められていることを意味します[23, 41, 48]．

文　献

1) Committee of Inquiry into the Fluoridation of Victorian Water Supplies, 1980. 'Report of the committee of inquiry into the fluoridation of victorian water supplies 1979-80.' Melbourne.
2) Queensland Health, 2008. 'Information about water fluoridation in Queensland.' Available from the Queensland Health Water fluoridation website: http://www.health.qld.gov.au/fluoride/
3) National Health and Medical Research Council, 2007. 'A Systematic Review of the Efficacy and Safety of Fluoridation.' Canberra: NHMRC.
4) Armfield J, 2006. 'The extent of water fluoridation coverage in Australia.' *Australian and New Zealand Journal of Public Health* 30(6): 581-582.
5) Queensland Health, 2007. Media release 5 December: 'Fluoridation to deliver better oral health for Queenslanders.' Brisbane: Queensland Health.
6) Australian Health Ministers' Conference, 2004. 'Healthy mouths healthy lives: Australia's National Oral Health Plan 2004-2013.' Adelaide: Government of South Australia on behalf of the Australian Health Ministers'Conference.
7) State Government of Victoria, 2008. 'A Fairer Victoria 2008: Strong people, strong communities.' Melbourne: State Government.
8) *The Health (Fluoridation) Act* 1973. Available from the Victorian Legislation and Parliamentary Documents website: http://www.legislation.vic.gov.au/
9) Department of Human Services, 1993. 'The Standard for Fluoridation of Public Water Supplies.' Melbourne: DHS.
10) Featherstone J, 2008. 'Dental caries: a dynamic disease process.' *Australian Dental Journal* 53: 286-291.
11) McDonald R, Avery D and Dean J, 2004. 'Dentistry for the child and adolescent (8th edition).' St Louis, United States: Mosby Publishing.
12) Department of Human Services, 2008. 'Dental ambulatory care sensitive condition (ACSC) admissions in Victoria 2007-08.' Melbourne: DHS (unpublished).
13) Australian Institute of Health and Welfare, 2007.'Australia's Dental Generations: The National Survey of Adult Oral Health 2004-06.' Canberra: AIHW.
14) Fejerskov O and Kidd E (Eds), with Bente Nyvad and Vibeke Baelum, 2008. 'Dental caries: the disease and its clinical management (2nd edition).' Oxford: Blackwell Munksgaard Ltd.
15) Mealey B, 2006. 'Periodontal disease and diabetes: a two-way street.' *Journal of the American Dental Association* 137: 26-31.
16) Taylor G and Borgnakke W, 2008. Periodontal disease: associations with diabetes, glycemic control and complications.' *Oral Diseases* 14: 191-203.
17) Department of Human Services, 2003. 'Oral Health Guidelines for Victorians.'Melbourne: DHS.
18) Australian Research Centre for Population Oral Health, 2006. 'The Use of Fluorides in Australia: guidelines.' *Australian Dental Journal* 51(2): 195-199.
19) World Health Organization, 1994. Fluorides and oral health.' Geneva: WHO.
20) Riordan P, 1999 .'Fluoride supplements for young children: an analysis of the literature focussing on benefits and risks.' *Community Dentistry and Oral Epidemiology* 27: 72-83.
21) World Health Organization, 2002. Environmental health criteria 227: fluorides.' International Programme on Chemical Safety. Geneva: WHO.
22) World Health Organization, 2006. Fluoride in Drinking-water.' London: IWA Publishing on behalf of the WHO.
23) American Dental Association, 2005. Fluoridation facts.' Available from the ADA website: http://www.ada.org/public/topics/fluoride/facts/
24) Incitec Pivot, 2003. Advice provided on 25 September by Account Manager. Adelaide: Incited Pivot.
25) Environmental Protection Agency (United States), 2007. Information on air quality management. Available from the EPA website: http://www.epa.gov/air/aqm portal/management/control_strategies.htm
26) American Water Works Association, 2006. 'Sodium Fluoride Standard (ANSI/AWWA B701-06).' Denver, Colorado: AWWA.
27) American Water Works Association, 2006. 'Sodium Fluorosilicate Standard (ANSI/AWWA B702-06).' Denver, Colorado: AWWA.
28) American Water Works Association, 2006. 'Fluorosilicic Acid Standard (ANSI/AWWA B703-06).' Denver, Colorado: AWWA.
29) National Health and Medical Research Council, 2004. 'Australian Drinking Water Guidelines 2004.' Canberra: NHMRC.
30) Therapeutic Goods Administration, 2009. 'Information about the Therapeutic Goods Administration.' Available from the TGA website: http://www.tga.gov.au
31) Commonwealth of Australia, 2004. *Therapeutic Goods (Excluded Goods) Act, 2004.'* Canberra: Commonwealth of Australia.
32) Commonwealth of Australia, 2008. 'Standard for the Uniform Scheduling of Drugs and Poisons, number 23.' Canberra: Commonwealth of Australia.
33) National Health and Medical Research Council and New Zealand Ministry of Health, 2006. 'Nutrient Reference Values for Australia and New Zealand including Recommended Dietary Intakes.' Canberra: NHMRC.
34) Ahokas J, Demos L, Donohue D, Killalea S, McNeil J, Rix C, 1999. 'Review of water fluoridation and fluoride intake from discretionary fluoride supplements: review

for National Health and Medical Research Council.' Melbourne: Royal Melbourne Institute of Technology and Monash University.

35) World Health Organization, 2002. 'World water day 2001: oral health.' Available from the WHO Oral health website: http://www.who.int/water_sanitation_health/oralhealth/en/index2.html

36) Victorian water authorities' annual reports 2005-06. Victorian population serviced by reticulated water supplies and fluoride monitoring processes.

37) Department of Human Services, 2008. 'Information on the Safe Drinking Water Act, 2003', available from the Department of Human Services' Environmental Health website: http://www.health.vic.gov.au/environment/water/drinking.htm

38) National Health and Medical Research Council, 2004. 'Water made clear: A consumer guide to accompany the Australian Drinking Water Guidelines 2004. Canberra: NHMRC.

39) Incitec Pivot, 2008. Certificate of Analysis for Fluorosilicic Acid. Melbourne: Incitec Pivot.

40) National Health and Medical Research Council, 2008. 'Information about the National Health and Medical Research Council.' Available from the NHMRC website: http://www.nhmrc.gov.au

41) Centers for Disease Control and Prevention, 1999. Achievements in public health, 1990-1999: fluoridation of drinking water to prevent dental caries.' *Morbidity and Mortality Weekly Report* 48(41): 933-940. Atlanta, United States: CDC.

42) World Health Organization, World Dental Federation and International Association for Dental Research, 2006. 'Call to Action to promote dental health by using fluoride. 'Geneva: WHO.

43) World Health Organization, 2007. 'WHO global policy for improvement of oral health--World Health Assembly 2007' (Petersen P) International Dental Journal (2008) 58: 115-121.

44) National Health Service Centre for Reviews and Dissemination, 2000. 'A systematic review of public water fluoridation.' York: University of York.

45) Armfield J, Spencer A, Roberts-Thomson K and Slade G, 2008. 'Lifetime exposure to water fluoridation and child caries experience'. Presented at the 86th General Session and Exhibition of the International Association for Dental Research. Toronto, Canada.

46) Cook D, Mulrow C and Haynes R, 1997. 'Systematic Reviews: Synthesis of Best Evidence for Clinical Decisions.' *Annals of Internal Medicine*, 126(5): 376-380.

47) National Health and Medical Research Council, 2007a. 'Public Statement on the Efficacy and Safety of Fluoridation 2007.' Canberra: NHMRC.

48) British Fluoridation Society, the UK Public Health Association, the British Dental Association and the Faculty of Public Health, 2004. 'One in a Million: The facts about water fluoridation (2nd edition).' Available from the BFS website: http://www.bfsweb.org.

49) Medical Research Council Working Group, 2002. 'Water fluoridation and health.' United Kingdom: Medical Research Council.

50) Ekstrand K, Martignon S and Holm-Pederson P, 2008. 'Development and evaluation of two root caries controlling programmes for home-based frail people older than 75 years.' Gerodontology 25: 67-75.

51) Hunt R, Eldredge J and Beck J, 1989. 'Effect of residence in a fluoridated community on the incidence of coronal and root caries in an older adult population.' Journal of Public Health Dentistry 49(3): 138-141.

52) Barnard P, 1955. 'Dental survey of State school children in New South Wales.' Cited in Armfield J and Spencer A, 2008. 'Quarter of a century of change: caries experience in Australian children, 1972-2002.' *Australian Dental Journal* 53: 151-159.

53) Spencer A, Armfield J and Slade G, 2008. 'Exposure to water fluoridation and caries increment.' *Community Dental Health* 25: 12-22.

54) Dental Health Services Victoria, 2006. 'Victorian School Dental Epidemiological Data 1977-2005.' Melbourne: DHSV.

55) Armfield J and Spencer A, 2008. 'Quarter of a century of change: caries experience in Australian children, 1972-2002.' *Australian Dental Journal* 53: 151-159.

56) Spencer A, Slade G and Davies M, 1996. 'Water fluoridation in Australia.' Community Dental Health 13 (suppl 2): 27-37.

57) Riordan P, 2002. 'Dental fluorosis decline after changes to supplement and toothpaste regimens.' *Community Dentistry and Oral Epidemiology* 30: 233-240.

58) Pendrys D, Katz R and Morse D, 1996. 'Risk factors fro-enamel fluorosis in a non-fluoridated population.' *American Journal of Epidemiology* 143(8): 808-815.

59) Lawson J, Warren J, Levy S, Broffitt B and Bishara S, 2008.'Relative esthetic importance of orthodontic and color abnormalities.' *Angle Orthodontist* 78(5): 889-894.

60) Spencer A and Slade G, 2005. 'A rationale for the appropriate use of fluorides.' Paper presented at Workshop on the Use of Fluorides in Australia. Adelaide: The Australian Research Centre for Population Oral Health.

61) Jackson R, Brizendine E, Kelly S, Hinesley R, Stookey G and Dunipace A, 2002. 'The fluoride content of foods and beverages from negligibly and optimally fluoridated communities.' *Community Dentistry and Oral Epidemiology* 30: 382-391.

62) National Health and Medical Research Council, 1991. 'The effectiveness of water fluoridation.' Canberra:

NHMRC.

63) The Alfred Hospital/Monash University, 2008. Advice provided on 11 August by the Professor of Respiratory Medicine, Allergy and Clinical Immunology and the Head of Allergy, Asthma and Clinical Immunology. Melbourne: The Alfred Hospital/Monash University.

64) Australian Institute of Health and Welfare, 2006. 'National Hospital Morbidity Database: Separation, patient day and average length of stay statistics by principal diagnosis in ICD-10-AM, Australia, 1998-99 to 2004-05.' Available from the AIHW website: http://www.aihw.gov.au/hospitals/datacubes/datacube_pdx.cfm

65) Department of Human Services, 2006. Victorian Admitted Episodes Dataset. Melbourne: DHS.

66) Harrison J, 1990. 'Fluoride treatment for Osteoporosis.' *Calcified Tissue International* 46: 287-288.

67) Osteoporosis Australia, 2008. Endorsement of water fluoridation, 25 November.

68) Arthritis Australia, 2008. Endorsement of water fluoridation, 21 November. 34 Water fluoridation questions and answers

69) Takahashi K, Akiniwa K and Narita K, 2001. 'Regression analysis of cancer incidence rates and water fluoride in the USA based on IACR/IARC (WHO) data (1978-1992).' *Journal of Epidemiology* 11(4): 170-179.

70) Yang C, Cheng M, Tsai S and Hung C, 2000. 'Fluoride in drinking water and cancer mortality in Taiwan.' *Environmental Research* 82(3): 189-193.

71) Bassin E, Wypij D, Davis R and Mittleman M, 2006. 'Age-specific fluoride exposure in drinking water and osteosarcoma (United States)'. *Cancer Causes Control* 17:421-428.

72) Douglass C and Joshipura K, 2006. 'Caution needed in fluoride and osteosarcoma study.' *Cancer Causes Control* 17: 481-482.

73) Department of Human Services and The Cancer Council of Victoria, 2006. 'Osteosarcoma and fluoride.' Melbourne: DHS and CCV.

74) Steiner G, 2002. 'Cancer incidence rates and environmental factors: an ecological study.' *Journal of Environmental Pathology, Toxicology and Oncology* 21(3): 205-212.

75) Stewart B, 2008. 'Banding carcinogenic risks in developed countries: a procedural basis for qualitative assessment.' *Mutation Research* 658: 124-151.

76) *Cancer Council Victoria*, 2008. Endorsement of water fluoridation, 28 November.

77) Southampton City Primary Care Trust (United Kingdom), 2008. Media release 27 November: 'Prominent professor joins those supporting water fluoridation scheme and confirms safety.' Southampton: Southampton City Primary Care Trust.

78) Monash University, 2008. Advice provided on 31 January by Professor of Epidemiology and Preventive Medicine. Melbourne: Monash University.

79) Li M, Eastman C, Waite K, Ma G, Zacharin M, Topliss D, Harding P, Walsh J, Ward L, Mortimer R, Mackenzie E, Byth K and Doyle Z, 2006. 'Are Australian children iodine deficient? Results of the Australian National Iodine Nutrition Study.' *Medical Journal of Australia* 184 (4): 165-169.

80) Australian Health Ministers' Advisory Council, 2008. 'Prevalence and severity of iodine deficiency in Australia.' Agenda Paper prepared for Australian Population Health Development Principal Committee. Canberra: Australian Health Ministers' Advisory Council.

81) RMIT University, 2007. Advice provided on 14 December by (Former) Associate Professor of Applied Chemistry. Melbourne: RMIT University.

82) National Research Council (United States), 2006. 'Fluoride in drinking water: A scientific review of EPA'S Standards.' Washington: NRC.

83) Kidney Health Australia, 2009. 'Information about Kidney Health Australia.' Available from the KHA website: http://www.kidney.org.au

84) Kidney Health Australia, 2008a. 'The risks of consumption of fluoridated water for people with chronic kidney disease--position statement.' Available from the Kidney Health Australia website: http://www.kidney.org.au

85) Kidney Health Australia, 2008b. 'Listen to your thirst.' Available from the Kidney Health Australia website: http://www.kidney.org.au

86) Better Health Channel, 2007. 'Information on breastfeeding.' Available from the Better Health Channel website: http://betterhealth.vic.gov.au

87) Better Health Channel, 2007. 'Information on infant formula.' Available from the Better Health Channel website: http://betterhealth.vic.gov.au

88) American Dental Association, 2006. 'Interim advice on fluoride intake for infants and young children.' Chicago: American Dental Association.

89) The Proctor and Gamble Company, 2007. Advice provided on fluoridated toothpastes available on the US market. Cincinnati: The Procter and Gamble Company (personal communication).

90) Centers for Disease Control and Prevention, 2007. 'Infant formula and the risk for enamel fluorosis.' Atlanta: CDC.

91) Food Standards Australia New Zealand, 2009. 'Information about Food Standards Australia New Zealand.' Available from the FSANZ website: http://www.foodstandards.gov.au

92) Food Standards Australia New Zealand, 2009. 'Australia New Zealand Food Standards Code.' Available from the FSANZ website: http://www.foodstandards.gov.au

93) Sinclair M, Kazda H, Cicuttini F and Fairley C, 1998. 'Public Health Effects of Water Fluoridation: Report to the Department of Human Services Victoria.' Melbourne: DHS (unpublished).

94) Department of Health and Human Services (United States), 2003. 'Fluorides, Hydrogen Fluoride and Fluorine.' Washington: Department of Health and Human Services.

95) Royal Children's Hospital, 2006. 'Dietary guidelines for Children and Adolescents.' Melbourne: RCH.

96) Department of Human Services Victoria, 2002.'Fluoridation: a guide to fluoride levels in water supplied to Victorian towns and cities.' Melbourne: DHS.

97) Public Health Commission Rangapu Hauora Tumatanui, 1994. 'Water fluoridation in New Zealand.' Wellington: Public Health Commission.

98) Biological Farmers of Australia, 2008. Advice provided on 30 April regarding organic certification. Chermside: BFA.

99) Great Barrier Reef Marine Park Authority, 2008. Response to concerns regarding water fluoridation and the Great Barrier Reef. Cited in Cairns Post Newspaper, 8 May.

100) Department of the Environment, Water, Heritage and the Arts (formerly the Department of the Environment and Water Resources), 2007. National Pollutant Inventory 2005-06. Canberra: DEWHA.

101) EPA Victoria, 2001. 'State Environment Protection Policy (Air Quality Management).' Melbourne: EPA Victoria.

102) Ontario Ministry of the Environment, 2004. 'Rationale for the Development of Ontario Air Standards for Hydrogen Fluoride.' Ontario: Ministry of the Environment.

103) Australia & New Zealand Environment and Conservation Council, 1990. 'National goals for fluoride in ambient air and forage.' Canberra: Australia & New Zealand Environment and Conservation Council.

104) Australian Safety and Compensation Council, 1995. 'Guidance Note on the Interpretation of Exposure Standards for Atmospheric Contaminants.' Canberra: Australian Safety and Compensation Council.

105) Californian Office of Environmental Health Hazard Assessment, 1999. 'Determination of Acute Reference Exposure Levels for Airborne Toxicants--Acute Toxicity Summary--Hydrogen Fluoride.' Sacramento: Californian Office of Environmental Health Hazard Assessment.

106) Californian Office of Environmental Health Hazard Assessment, 2003. 'Determination of Noncancer Chronic Reference Exposure Levels--Fluorides including hydrogen fluoride.' Sacramento: Californian Office of Environmental Health Hazard Assessment.

107) World Health Organization, 1986. 'Appropriate use of fluorides for human health.' Geneva: WHO.

108) Centers for Disease Control and Prevention, 2008. 'Populations receiving optimally fluoridated Public Drinking Water--United States, 1992-2006.' Morbidity and Mortality Weekly Report 57(27): 737-741. Atlanta, United States: CDC.

109) Metropolitan Water District of Southern California, 2007. Media release 25 October: 'Metropolitan scheduled to begin fluoridating the Southland's imported drinking water next week.' Los Angeles: Metropolitan Water District of Southern California.

110) National Center for Chronic Disease Prevention and Health Promotion (United States), 2008. 'My Water's Fluoride.' Available from the NCCD website: http://apps.nccd.cdc.gov/MWF/Index.asp

111) Department of Health (England), 2008. Media release 5 February: 'Health Secretary calls for debate on fluoridation to improve dental health.' London: DoH.

112) British Fluoridation Society, 2009. 'Information about water fluoridation coverage in England.' London: BFS (personal communication).

113) Meyer J, Marthaler T and Burgi H, 2003. 'The change from water to salt as the main vehicle for community-wide fluoride exposure in Basle, Switzerland.' *Community Dentistry and Oral Epidemiology* 31: 401-402.

114) Marthaler T and Meyer J, 2004. 'Drinking water fluoridation in Basle 1962-2003.' *Community Dental Health* 21: 1-3.

115) Department of Human Services, 2007. Advice provided by Legal Services Branch regarding the constitutionality of water fluoridation. Melbourne: DHS (unpublished).

116) Victorian Equal Opportunity and Human Rights Commission, 2008. 'Information on the Victorian Charter of Human Rights and Responsibilities.' Available from the Victorian Equal Opportunity and Human Rights Commission website:
http://www.humanrightscommission.vic.gov.au

117) Department of Human Services, 2007. Advice provided by Legal Services Branch regarding the Victorian Charter of Human Rights and Responsibilities. Melbourne: DHS (unpublished).

118) Department of Human Services, 2007. Advice provided by Legal Services Branch regarding Section 4 of the *Health (Fluoridation) Act* 1973. Melbourne: DHS (unpublished).

119) Harris J, 1989. 'The ethics of fluoridation.' Liverpool: British Fluoridation Society. Available from the BFS website:
http://www.bfsweb.org

120) Griffin S, Jones K, Tomar S, 2001. 'An economic evaluation of community water fluoridation.' Journal of

Public Health Dentistry 61(2): 78-86.
121) Wright J, Bates M, Cutress T, Lee M, 2001. 'The cost effectiveness of fluoridating water supplies in New Zealand.' Australian and New Zealand Journal of Public Health 25(2): 170-178.
122) Department of Human Services Victoria, 2003. 'Impact analysis of water fluoridation. Prepared by Jaguar Consulting.' Melbourne: DHS (unpublished).
123) Dental Health Services Victoria, 2008. Information about the Smiles 4 Miles program. Available from the DHSV website: http://www.dhsv.org.au/content.asp?z=3&c=11&p=238
124) Department of Human Services, 2006. Information about the Go for your life program. Available from the Go for your life website: www.goforyourlife.vic.gov.au
125) Department of Education and Early Childhood Development, 2008. Media release 14 November : 'Confectionary off the menu for Victorian schools in 2009.' Melbourne: DEECD.
126) Australian Dental Association, 2007. 'Statement on water fluoridation.' National Dental Update, November.
127) Australian Medical Association (Victorian Branch), 2007. 'Policy on water fluoridation.' Victorian Branch Newsletter, October.
128) Public Health Association of Australia, 2006. 'Oral Health Policy.' Available from the PHAA website: http://www.phaa.net.au/documents/policy/OralHealth.pdf
129) Australian Academy of Science, 2008. Endorsement of water fluoridation, 21 October.
130) General Practice Victoria, 2008. Endorsement of water fluoridation, 3 December.
131) Pharmacy Guild of Australia (Victorian Branch), 2008. Endorsement of water fluoridation, 16 December.
132) Australian Centre for Human Health Risk Assessment, 2008. Endorsement of water fluoridation, 25 November.
133) Vic Health, 2008. Endorsement of water fluoridation, 26 November.
134) Dental Health Services Victoria, 2004. Endorsement of water fluoridation, June.
135) Victorian Dental & Oral Health Therapist Association Inc., 2008. Endorsement of water fluoridation, 26 November.
136) Melbourne Dental School at The University of Melbourne, 2008. Endorsement of water fluoridation, 26 November.
137) La Trobe University School of Dentistry and Oral Health, 2008. Endorsement of water fluoridation, 17 April.
138) Royal Children's Hospital, Department of Dentistry, 2008. Endorsement of water fluoridation, 22 November.

| 追加情報 | 推奨機関と団体 |

ウェブ上でみられる情報
厚生局：
    www.health.vic.gov.au/environment/fluoridation
    www.health.vic.gov.au/dentistry/
国立保健医療研究評議会
    www.nhmrc.gov.au
オーストラリア歯科医師会
    www.ada.org.au
ヴィクトリア州歯科保健課
    www.dhsv.org.au
ヴィクトリア州より良い健康局
    www.betterhealth.vic.gov.au
世界保健機関
    www.who.int/water_sanitation_health/oral-health
米国歯科医師協会（56ページの小冊子 Fluoridation Facts を含む）
    www.ada.org/public/topics/fluoride/facts/
英国フロリデーション協会
    www.bfsweb.org

電　話
厚生局：フロリデーションに関する情報ライン
電話　+61 1800 651 723

以下の組織は，フロリデーションを支持します
- 世界保健機関 [42,43]
- オーストラリア国立保健医療研究評議会 [47]
- オーストラリア歯科医師会 [126]
- オーストラリア医師会（ヴィクトリア支部）[127]
- オーストラリア公衆衛生協会 [128]
- オーストラリア科学アカデミー [129]
- ヴィクトリア一般医療 [130]
- オーストラリア薬剤師会（ヴィクトリア支部）[131]
- オーストラリア健康リスク評価センター [132]
- オーストラリア骨粗鬆症の会 [67]
- オーストラリア関節炎の会 [68]
- ヴィクトリアがん協議会 [76]
- ヴィクトリア健康増進財団（VicHealth）[133]
- ヴィクトリア歯科保健局 [134]
- ヴィクトリア歯科口腔保健治療協会 [135]
- メルボルン大学歯学部 [136]
- ラトローブ(La Trobe)大学歯学部と口腔保健科 [137]
- 王室子ども病院歯科 [138]

Ⅱの訳注（10頁）

　オーストラリア・ヴィクトリア州では，水道水フロリデーションの普及率がすでに人口の89％となっています．このように，フッ化物の全身応用が一般化している国や州では，フッ化物洗口の適応年齢に制限のあるのが一般的です．しかし，わが国では水道水フロリデーションをはじめフッ化物全身応用がまったく行われておらず，安全性，および永久歯むし歯予防対策の必要性を勘案し，4歳からのフッ化物洗口が専門学会によって勧められています（「日本口腔衛生学会」および「厚生労働省」）．

　以下，国の事情によりフッ化物洗口は6歳以降で行うように指導されている場合と，わが国では4歳以上での実施が推奨されている理由については，次にあげる論説で解説しています．（小林清吾，他：「広げようカリエス・フリーの輪―学校・園におけるフッ化物洗口（後編）―，論説，2011」．）

Ⅳの訳注（47頁）

　「正しく洗口が行われるならば，口腔内に残留するフッ化物は少量であり，歯のフッ素症を引き起こす原因にはならない．しかし，日常的に摂取されるフッ化物の総量によっては，歯のフッ素症のリスクに寄与するかもしれない．よって，6歳未満児におけるフッ化物洗口は推奨されない（禁忌である）」．これは，WHOのテクニカルレポート "Fluoride and Oral Health（1994年）" の原文を和訳したものです．

　日本の状況を考えてみますと，水道水フロリデーションは実施されておらず，フッ化物錠剤も利用できません．フッ化物配合歯磨剤を日常的に使用している子どもはいるでしょうが，このような状況で6歳未満児がフッ化物洗口を実施したとしても，フッ化物摂取量の総量が歯のフッ素症のリスクとなる量には達しません．したがって，現在のところ，日本では6歳未満児がフッ化物洗口を行うことについて問題はありません．また将来，水道水フロリデーションを実施した場合，その地域ではフッ化物洗口を実施する必要はなくなるでしょう．

　WHO Oral Health Country/Area Profile Programme のホームページに Bank of Ideas というコラムがあります．WHO6地域事務局（アフリカ・アメリカ・東地中海・ヨーロッパ・東南アジア・西太平洋）別に口腔保健プログラムが紹介されています．このコラムの目的に，「現実に実施されていて，特定の国，地域，地区にふさわしい，様々なタイプの口腔保健プログラムを提案し，世界中のヘルスプランナーのプログラム開発に活かされることを願う」，とあります．このページに日本の就学前からのフッ化物洗口によるむし歯予防プログラムを紹介するようにとの依頼を受け，2009年から，Selected country/section: Japan：School-based fluoride mouth rinse programe for preschool children（図）と題して掲載されています．

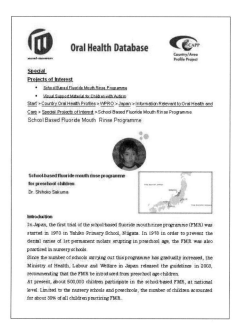

図　WHO Oral Health Country/Area Profile Programme Bank of Ideas ―（http://www.whocollab.od.mah.se/wpro/japan/data/japfluprog.html）

日本のスクールベース（施設単位）のフッ化物洗口について，就学前児童に焦点を当て，普及状況，実施手順（写真付），予防効果，洗口後の残留量などに触れ，きちんとした管理のもとで実施されている現状が紹介されています．また，日本のようにフロリデーションが実施されていない状況では，就学前の保育園・幼稚園でフッ化物洗口を実施する意義が大きい点も示されています．口腔保健プログラムは，各国の実情に合わせて計画され実施されるべきものであり，このことは，WHOのスタンスに沿うものです．

> Several oral health promotion (education and intervention) programmes have been conducted and many are ongoing worldwide. In order to present a Bank of Ideas we have been collecting such programmes for the past 5-6 years and these appeared in this database under Oral Health Projects & Reports section. The Bank of Ideas hopefully would inspire health planners around the world to develop programmes that would suit their need.
>
> The aim of these pages is present different types of oral health programmes, which have actually been implemented and would be suitable for a particular country, area or region.
>
> いくつもの口腔の健康増進（教育，介入）プログラムが行われ，多くが世界中で進行中である．A Bank of ideas を提供するために，われわれは過去5～6年間このようなプログラムを収集してきており，Oral Health Projects & Reports section（口腔保健計画・事業報告部門）下のデーターベースに掲載されている．この Bank of ideas が，世界中の保健計画作成者の必要性に沿ったプログラムの開発に活かされることを願っている．
>
> このページの目的は，様々なタイプの口腔保健プログラムを提案することである．これらのプログラムは，現実に実施されていて，特定の国，地域，地区にふさわしいものである．

なお，日本の就学前児童における日常的なフッ化物の総摂取量は，フッ化物洗口から（0.2 mg）[1]，フッ化物配合歯磨剤から（0.04 mg）[2]，飲食物から（0.013 mg/kg 体重/day）[3]になると報告されています．これらデータを基に4歳児（体重：16.5 kg）の場合に概算される総摂取量（0.2 mg + 0.04 mg + 0.013 mg × 16.5 = 0.45 mg）は，当該年齢の目安量（Adequate Intake: 0.05 mg × 16.5 = 0.83 mg）の半分程度となります．またこれは，飲食物からの摂取をベースにしてむし歯予防のため追加されるフッ化物錠剤の推奨量（0.5 mg）にさえ届かない値です．フッ化物洗口は安全性の面からも十分な考慮がなされた処方となっています．

文献

1) (16) Sakuma S. et al. : Fluoride mouth rinsing proficiency of Japanese preschool-aged children, *Int Dent J* 2003, 54 : 126-130
2) (17) Murakami T. et al. : Fluoride intake in Japanese children aged 3-5 years by duplicate diet technique, *Caries Res* 2002, 36 : 386-390
3) (18) Nohno K. et al. : Fluoride intake from food and liquid in Japanese children living in two areas with different fluoride concentrations in the water supply, *Caries Res* 2006, 40 : 487-493

翻訳者一覧

監　訳

小林　清吾（元日本大学松戸歯学部）
佐久間汐子（NPO法人 日本フッ化物むし歯予防協会）
田浦　勝彦（NPO法人 日本フッ化物むし歯予防協会）
田口千恵子（日本大学松戸歯学部衛生学講座）
浪越　建男（認定NPO法人 ウォーター フロリデーション ファンド）

日本語訳

Ⅰ章　晴佐久　悟（福岡看護大学基礎・基礎看護部門 基礎・専門分野）
Ⅱ章　岡部　優花, 竹内　研時, 古田美智子（九州大学大学院歯学研究院
　　　　　　　　　　　　　　　　　　　　　　　　口腔予防医学分野）
　　　岩城　倫弘（認定NPO法人 ウォーター フロリデーション ファンド）
　　　濃野　　要（新潟大学大学院医歯学総合研究科予防歯科学分野）
　　　田口千恵子（日本大学松戸歯学部衛生学講座）
　　　松尾　　剛（東北大学大学院 歯学研究科 国際歯科保健学分野）
Ⅲ章　相田　　潤, 川村　　桜, 草間　太郎, 星　真奈実（東北大学大学
　　　　　　　　　　　　　　　　　　院 歯学研究科 国際歯科保健学分野）
Ⅳ章　伊藤　　奏, 武内　研時, 若栗真太郎（東北大学大学院 歯学研究科
　　　　　　　　　　　　　　　　　　　　　　　　国際歯科保健学分野）
　　　玉原　　亨, 原子　　惇（東北大学大学院 歯学研究科 予防歯科学分野）
　　　古川　清香（鶴見大学歯学部 地域歯科保健学教室）
　　　松尾　　剛（メリーランド州立大大学院生）
　　　森島　浩充, 安田　真弓, 山口　佳宏, 竜　　康弘（東北大学歯学
　　　　　　　　　　　　　　　　　　　　　　　　　　　部6年生）

オーストラリアにおける水道水フロリデーション
　― 公共政策としての推奨声明と科学的根拠 ―

2019年2月20日　第1版・第1刷発行

　　編　　NPO法人　日本フッ化物むし歯予防協会
　　発行　一般財団法人　口腔保健協会

　　　　　〒170-0003　東京都豊島区駒込1-43-9
　　　　　振替 00130-6-9297　Tel. 03-3947-8301（代）
　　　　　　　　　　　　　　 Fax. 03-3947-8073
　　　　　http://www.kokuhoken.or.jp/

乱丁，落丁の際はお取り替えいたします．　　　　　印刷・製本　㈱ビードット
©Nihon Fukkabutsu Mushibayobou kyokai, 2019　Printed in Japan〔検印廃止〕

ISBN978-4-89605-353-1　C3047

本書の内容を無断で複写・複製・転載すると，著作権・出版権の侵害となることがありますのでご注意下さい．

JCOPY　＜㈳出版者著作権管理機構 委託出版物＞
本書の無断複製は著作権法上での例外を除き禁じられています．複製される場合は，そのつど事前に，㈳出版者著作権管理機構（電話 03-5244-5088, FAX 03-5244-5089, e-mail: info@jcopy.or.jp）の許諾を得て下さい．